Uni-Taschenbücher 344

UTB

Eine Arbeitsgemeinschaft der Verlage

Birkhäuser Verlag Basel und Stuttgart
Wilhelm Fink Verlag München
Gustav Fischer Verlag Stuttgart
Francke Verlag München
Paul Haupt Verlag Bern und Stuttgart
Dr. Alfred Hüthig Verlag Heidelberg
J. C. B. Mohr (Paul Siebeck) Tübingen
Quelle & Meyer Heidelberg
Ernst Reinhardt Verlag München und Basel
F. K. Schattauer Verlag Stuttgart-New York
Ferdinand Schöningh Verlag Paderborn
Dr. Dietrich Steinkopff Verlag Darmstadt
Eugen Ulmer Verlag Stuttgart
Vandenhoeck & Ruprecht in Göttingen und Zürich
Verlag Dokumentation München-Pullach

Fredo Günnel
Jürgen Knothe

HNO-Therapiefibel

**Für die Bedürfnisse in der
Bundesrepublik Deutschland
bearbeitet**

Mit 4 Tabellen

Springer-Verlag Berlin Heidelberg GmbH

Prof. Dr. med. habil. *Fredo Günnel,* geboren am 6. Oktober 1913 in Zwickau, absolvierte nach dem Abitur 1933 sein Medizinstudium in Leipzig, Rostock und Düsseldorf. 1939 medizinisches Staatsexamen in Leipzig und Promotion zum Dr. med. 1939 – 1940 Medizinalpraktikantenzeit in Zwickau und Leipzig. 1951 – 1961 Assistent an der Hals-Nasen-Ohren-Klinik der Martin-Luther-Universität Halle/Wittenberg, dort 1957 Habilitation und Ernennung zum Dozenten. 1961 Berufung auf den Lehrstuhl für Hals-Nasen-Ohren-Heilkunde der Medizinischen Akademie „Carl Gustav Carus" in Dresden unter gleichzeitiger Ernennung zum Professor und Direktor der Klinik und Poliklinik für Hals-Nasen-Ohren-Krankheiten. Insgesamt 55 wissenschaftliche Publikationen – darunter 13 medizinisch-wissenschaftliche Filme.

Dr. med. *Jürgen Knothe,* geboren am 16. November 1937 in Königsbrück/Sa., studierte Medizin 1955 – 1957 an der Karl-Marx-Universität Leipzig und 1957 – 1960 an der Medizinischen Akademie „Carl Gustav Carus" Dresden. 1961 Pflichtassistent an verschiedenen Kliniken der Medizinischen Akademie Dresden. Ab 1962 Facharztausbildung an der HNO-Klinik der Medizinischen Akademie Dresden unter der Leitung von Prof. Dr. med. *Fredo Günnel.* 1963 Promotion zum Dr. med. mit einem pharmakologischen Thema. Seit 1966 Facharzt für HNO-Heilkunde. Zur Zeit Habilitation über ein computeraudiometrisches Thema. Wissenschaftliche Arbeiten über Fragen der Therapieoptimierung für Pharmaka des HNO-Fachgebietes sowie bei Prof. Dr. med. *K. Feller* in der AFG Neuropsychopharmaka und in der Forschungsgruppe Biophysik der HNO-Klinik Dresden. Publikationen über klinische Fragen.

CIP-Kurztitelaufnahme der Deutschen Bibliothek
Günnel, Fredo / Knothe, Jürgen
HNO-Therapiefibel
(Uni-Taschenbücher 344)

ISBN 978-3-7985-0383-0   ISBN 978-3-642-85285-5 (eBook)
DOI 10.1007/978-3-642-85285-5

Lizenzausgabe des Verlages Theodor Steinkopff, Dresden
© 1973 Springer-Verlag Berlin Heidelberg
Ursprünglich erschienen bei Theodor Steinkopff, Dresden 1973

Einbandgestaltung: Alfred Krugmann, Stuttgart

Vorwort

In den letzten zwanzig Jahren haben sich die operativen Möglichkeiten des HNO-Faches durch Entwicklung und Ausbau mikrochirurgischer Eingriffe an Ohr, Nase und Larynx sowie auf dem Gebiet der Tumorchirurgie entscheidend verbessert. Dazu war die Entdeckung neuer Antibiotika und Zytostatika und die Erschließung neuer Anwendungsbereiche von Kortikosteroiden eine nicht unwesentliche Voraussetzung.

Diese Entwicklung ist nicht nur der operativen Hals-Nasen-Ohrenheilkunde zugute gekommen, sondern führte auch zu einem Wandel unserer konservativen Behandlungsmethoden in der täglichen Praxis. Ältere, wissenschaftlich nicht begründete Verordnungen mußten einer kausalen Therapie Platz machen, so daß viele Erkrankungen heute nicht mehr jene Stadien erreichen, die eine klinische Behandlung erforderlich machen. Der Rückgang otitischer Komplikationen seit der weltweiten Einführung der ausreichend dosierten antibiotischen Behandlung der Otitis media acuta ist dafür ein augenfälliges Beispiel.

Wir möchten mit diesem Buch dem Facharzt, aber auch dem interessierten Allgemeinpraktiker eine Zusammenfassung der aktuellen, wissenschaftlich begründeten Pharmakotherapie im Hals-Nasen-Ohrenfachgebiet in die Hand geben. Analysen der Literatur sowie Ergebnisse eigener Untersuchungsserien mit klinisch-pharmakologischer Fragestellung haben uns die Erarbeitung einer kritischen Stellungnahme zur Therapie jedes Krankheitsbildes erleichtert. Auf der Grundlage dessen ist, wie wir hoffen, eine Darstellung entstanden, die es gestattet, sich hinsichtlich Medikamentenauswahl und -dosierung schnell zu informieren und zu vervollständigen.

Das Buch ist nach Krankheitsbildern gegliedert. Nach einer kurzen Einführung in die Klinik der betreffenden Krankheitsbilder werden jeweils in einem zweiten Abschnitt die modernen Behandlungsmethoden des Faches auf der Grundlage umfangreicher Literaturstudien und anhand eigener Erfahrungen der klinisch-praktischen Tätigkeit dargelegt. In diesem Abschnitt Therapie wird zunächst knapp etwas Grundsätzliches vom heutigen Stand der Behandlung gesagt. Die weiteren Ausführungen bringen in den Überschriften die notwendigen Medikamente, wie sie auf dem Rezept erscheinen bzw. teilen in den Überschriften die Behandlungsmethoden für die Sprechstunde mit.

Die Reihenfolge der angeführten Arzneimittel soll eine Wichtung bezüglich Wirksamkeit und Wirtschaftlichkeit anzeigen. Bei den großen Krankheitsbildern findet der näher interessierte Benutzer in einem weiteren Abschnitt in Form einer Übersicht eine kritische Analyse der maßgeblichen otologischen Fachliteratur.

Herrn Prof. Dr. sc. med. K. Feller (Dresden) und Herrn Prof. Dr. sc. med. F.-W. Oeken (Magdeburg) sind wir für zahlreiche wertvolle Anregungen und kritische Hinweise zu großem Dank verpflichtet.

Wir danken dem Verlag Theodor Steinkopff und dem Dr. Dietrich Steinkopff Verlag für ihr Entgegenkommen und die stets verständnisvolle Zusammenarbeit.

Die vorliegende Ausgabe wurde für die Bedürfnisse in der Bundesrepublik Deutschland sorgfältig überarbeitet.

Dresden, Sommer 1975   *F. Günnel*   *J. Knothe*

Inhaltsverzeichnis

VIII

1. Erkrankungen der Nase

1.1. Nasenfurunkel

1.1.1. Allgemeines

■ **Definition**

Tiefgreifende Follikulitis mit Perifollikulitis, meist mit einer nekrotisierenden Gewebsentzündung im Zentrum des Infiltrates verbunden.

■ **Ätiologie**

Bakterielle Infektion durch Staphylokokken (häufig Staphylococcus aureus). Einmassieren der Erreger durch bohrenden Finger (mit und ohne Taschentuch) oder Eröffnung des Infektionsweges durch Ausreißen der Haare des Vestibulums. Besonders bei rezidivierender Furunkelbildung ist auf andere Grundkrankheiten zu achten oder nach ihnen zu fahnden: Stoffwechselkrankheiten (insbesondere Diabetes), Nephritiden und chronische Eiterungen.

■ **Symptome**

Schmerzhafte Knotenbildung im Vestibulum nasi meist mit äußerlich sichtbarer Anschwellung des Nasenflügels und

1

der Nasenspitze verbunden. Schwellung im Bereich der Schleimhautumschlagfalte des oberen Mundvorhofs über den Schneidezähnen. Temperaturanstieg. Nach Einschmelzung des Zentrums Entleerung des eitrig-nekrotischen Pfropfes und zentrale Hohlraumbildung. Anschwellung der Lymphknoten in den regionären Abflußgebieten: Präaurikulär im Bereich der Parotis oder submandibulär.

■ Verwicklungen

Teilweise äußerlich sichtbare Ausbreitung der Entzündung in Richtung des medialen Augenwinkels der betroffenen Seite. Einbruch in das Gefäßsystem (Vv. angularis und supraorbitalis), Thrombose des Sinus cavernosus mit anschließender Meningitis.

■ Symptome der Kavernosusthrombose

Allgemein: Fieber (remittierend, intermittierend, Kontinua), Schüttelfrost (sicheres Zeichen), Metastasen (meist in der Lunge, selten im großen Kreislauf).
Lokal: Exophthalmus, Lidschwellung, Chemosis der Konjunktiven, Augenmuskellähmungen (durch entzündliche Veränderungen an den Nerven: N. abducens, N. trochlearis, N. oculomotorius, N. ophthalmicus) und Veränderungen des Augenhintergrundes (venöse Hyperämie der Papille und der Retina, Stauungspapille, Neuritis optica und Netzhautblutungen). Pupille anfangs verengt, später weit und starr. Hartnäckige Neuralgien im Bereich des ersten Trigeminusastes, Hyp- und Anästhesie der Kornea. Entwicklung gleicher Erscheinungen auf dem Auge der Gegenseite (Erkrankung der Sinus intercavernosi, sicherer Hinweis auf Kavernosusthrombose). Es müssen nicht alle Symptome zu gleicher Zeit ausgebildet sein. Veränderungen am Augenhintergrund werden gelegentlich vermißt. Bei der otogenen Kavernosusthrombose können sogar sämtliche Erscheinungen von seiten des Auges fehlen.

2

■   **Diagnose**

Typisches Bild. Perifollikuläre Abszedierung mit zentraler Nekrose.

■   **Differentialdiagnose**

Lues, Milzbrand, Tuberkulose, Karzinom, im Bereich der Oberlippe Trichopathie (weniger druckschmerzhafte Knoten und geringere entzündliche Erscheinungen in der Umgebung!) Am Anfang Verwechslung mit Erysipel möglich, das sich aber bald durch seine schnelle Ausbreitung auf die Nachbarschaft zu erkennen gibt.

1.1.2.   Therapie

Die moderne Behandlungsmethode des Nasenfurunkels besteht in einer *antibiotischen* Behandlung in *parenteraler* Applikation. Lokale Antibiotikagaben in Salben sind nicht sinnvoll, weil keine ausreichenden Antibiotikakonzentrationen im Furunkel erzielt werden. Bisher wurden die besten Erfahrungen mit den *Depot-Penizillinpräparaten Aquacillin comp.*, *N-Pc ,,ol" Manole*, *Megacillin*, *Tardocillin comp.* gemacht. Zunehmend wichtiger wird aber die Befragung des Patienten vor der Behandlung nach seiner Reaktion auf frühere Penizillingaben, um eine Überempfindlichkeit auf Penizillin zu erkennen. Dann hat natürlich jede Penizillinzufuhr zu unterbleiben.

In *bedrohlichen Fällen* (beginnende Thrombosen der V. angularis) ist die *Tetrazyklinbehandlung* evt. in Kombination mit Sulfonilamiden (Durenat, Lederkyn, Davosin, Pallidin) indiziert. Beide Stoffgruppen haben einen bakteriostatischen Wirkungsmechanismus und ergänzen sich in der Kombination gut. Andere Antibiotika, insbesondere halbsynthetische, penicillinasefeste Penicilline wie Stapenor, Gelstaph, Stampen, Binotal oder Ampiclox sind bei beginnenden Komplikationen ebenso wirksam.

Gegebenenfalls sollte ein Antibiogramm ausgetestet werden. Zur Beschleunigung der Einschmelzung eignen sich Salbenverbände mit Rivanolzinkpaste oder Ichthyol purum. Die *Resorption des Furunkels* ist wegen der damit verbundenen *Endovakzination* anzustreben. Weiterhin sind *Sprechverbot* und *flüssige Kost* zweckmäßig, manchmal sind Analgetika notwendig.

1.1.2.1. Antibiotika

Tardocillin comp. (Bayer)

1 Citole bzw. 1 Ampulle 300 000 IE Dibenzyläthylendiamin-di-Penicillin G und 300 000 IE Procain-Penicillin G.

I OP = 600 000 IE (Citole und Injektionsflasche)

D. Erwachsene 0,6 bis 1,2 Mega i.m. am 1. und evtl. am 4. Behandlungstag

Kinder bis zu 10 Jahren 600 000 IE i.m. pro dosi
Säuglinge   300 000 IE i.m. pro dosi

■   Wirkung

Bakteriozidie: irreversible Keimschädigung durch Hemmung der Zellwandsynthese in der Proliferationsphase der Keime.
Guter Effekt gegen die grampositiven Staphylokokken.
Ausreichender Blutspiegel für 72 Stunden.
Weiter s. auch Otitis media acuta.

■   Nebenwirkungen

1. Allergische Reaktionen
2. Krampfzustände bei Dosen über 30 Mill. IE pro dosi
3. Mikroembolische Vorgänge bei versehentlicher Verabreichung in das Gefäßsystem (schwere toxische, zentrale Reaktionen)
4. Anaphylaktische Schockzustände

4

N-Pc „ol" Manole (Hoechst)

Novocain-Penicillin in öliger Suspension

I OP = Manole 600 000 IE

D. Erwachsene 600 000 IE bis 1,2 Mega IE pro die i.m.
   Kinder 20 000 bis 40 000 IE pro kg/tgl. i.m.
   Säuglinge 30 000 bis 100 000 IE pro kg/tgl. i.m.

Aquacillin comp. (Bayer)

Procain-Penicillin G und Penicillin G im Verhältnis 3:1

I OP = 400 000 IE

Hydracillin forte (Göttingen)

Procain-Penicillin 12,5% G, Penicillin G-Na
87,5% und 40 mg Lidocain

I OP = 4,0 Mega

D. von Aquacillin comp. und von Hydracillin forte s. bei
N-Pc „ol" Manole

■ Indikation

Rezidivierender Nasenfurunkel (spricht die Therapie an,
geht man nach wenigen Tagen auf Gaben von Tardocillin
comp. über, andernfalls ist der Wechsel zu einem anderen
Antibiotikum leichter möglich).

■ Wirkung

s. o.
Ausreichender Blutspiegel für 24 Stunden.

■ Nachteile

Dosen von mehr als 400 000 IE Aquacillin comp. können
zu zentralen Erregungszuständen führen. Für höhere Dosierung Hydracillin forte verwenden.

5

1.1.2.2. Salbenverband

Ichtholan 50% (Ichthyol)

Ammoniumbituminosulfonat 50,0 in 100,0 Salbe

I OP = 30,0 bzw. 50,0 g

Ichtholan T — transparent (Ichthyol)
Natriumbitumosulfonat 20,0 in 100,0 Salbe

I OP = 30,0

D. 1- bis 2mal tgl. auf Kuppe des Furunkels auftragen, Umgebung mit Zinkpaste abdecken.

■ Wirkung

Schwefelreiches Schieferöldestillationsprodukt fördert die Einschmelzung des Furunkels.

Rivanolzinkpaste

Rp. Rivanoli   0,5
     Zinci oxydati
     Talci   ca. 10,0
     Ungt. mollis ad 50,0

MDS 1- bis 2mal tgl. als Auflage für Furunkel verwenden.

■ Wirkung

Rivanol ist ein Aethacridinfarbstoff (Akridinderivat) von in vitro ausgezeichneter bakterizider Wirksamkeit. Bewährtes Kombinationspräparat in der Lokalbehandlung von Furunkeln.

1.1.2.3. Analgetika

Siehe unter Otitis med. acuta

1.1.2.4. Rezidivprophylaxe bei rezidivierenden Furunkeln

Bei Neigung zu Rezidiven Abstrich für kulturellen Keimnachweis und Antibiogramm machen, danach das Antibiotikum auswählen.

Reizkörpertherapie (Paspat) im Intervall (s. unter Otitis externa circumscripta). Behandlung mit Autovakzinen ist ebenso erfolgversprechend.

1.2. Epistaxis

1.2.1. Allgemeines

■ Definition

Spontane Blutung aus der Nase, häufig ohne ersichtlichen Grund.

■ Ätiologie

Örtliche Gründe:

Am Locus Kiesselbachii (Schleimhaut im vorderen unteren Anteil der Nasenscheidewand, an der Grenze zwischen der Haut des Nasenvorhofes und der respiratorischen Schleimhaut) befinden sich – unterschiedlich bei den einzelnen Individuen entwickelt – weite präkapilläre Gefäßgeflechte, die infolge ihrer oberflächlichen Lage oft ohne erkennbaren Grund und auch bei leichten mechanischen Insulten platzen und zu Blutungen führen (sog. banales Nasenbluten, häufigstes Vorkommnis). Weitere Gründe: Absinken des äußeren Luftdrucks bei Fliegern, Bergsteigern und Caissonarbeitern.

An der Nasenscheidewand, im Bereich des Locus Kiesselbachii oder etwas höher, finden sich sog. blutende Septumpolypen (selten!). Es handelt sich dabei um teleangiektatische Granulome, die nicht bösartig sind.

Symptomatisches Nasenbluten:

Symptom einer Allgemeinerkrankung. Im einzelnen kommen folgende Grundkrankheiten ursächlich in Frage:

Hypertonie (mit und ohne Arteriosklerose, Nephritis, Eklampsie). Häufig an umschriebener Stelle spritzende Blutung in den tieferen Nasenabschnitten (meist schwer auffindbar!).

Stauungen im venösen System bei dekompensierten Herz-fehlern

Veränderungen der Blutzusammensetzung und des Blut-chemismus

Dazu gehören: Afibrinogenämie und Fibrogenopenie (Koa-gulopathien), Faktor V-Mangel (Parahämophilie, Morbus OWREN), Thrombozythopenien und Thrombopathien (v. WILLEBRAND-JÜRGENS-Syndrom, Thrombopathie, dabei Epistaxis, besonders im Kindesalter), Thrombasthenie GLANZMANN-NAEGELI, Thrombopenie bei nephrozirrho-tischer Urämie (Schädigung der Thrombopoese), Faktor-VII-Mangel (angeboren und erworben, meist mit Mangel anderer Faktoren verknüpft, Faktor II, IX, X), Faktor-VIII-Mangel (echte Hämophilie), Faktor-X-Mangel (hämo-philieartige Gerinnungsstörung), Faktor-II-Verminderun-gen (Hypoprothrombinämie, angeboren und erworben ins-besondere bei Leberzirrhose). Zu erwähnen ist hier ferner die Polycythaemia rubra vera und die verschiedenen For-men der Leukämie.

Hämolytische Erkrankungen durch Autoantikörper und aller-gische Antikörper

Autoaggressionskrankheiten bedingt durch inkomplette Wärmeagglutinine (Loutit Anämie), durch komplette und inkomplette Kälteagglutinine (akute und chronische Ver-laufsform mit Kälteurtikaria, Kälteasthma und Akrozya-nosen an Ohren, Nase, Lippen, Fingern und Zehen bei kalter Außentemperatur) und biphasische Kältehämolysine (Paro-xysmale Kältehämoglobinurie). Obwohl bei den immun-hämolytischen Anämien der Ikterus im Vordergrund der klinischen Symptomatologie steht, gelten als besondere Hinweise auf die Wirkung und Anwesenheit von Kälteanti-körpern oder -hämolysinen neben den bereits genannten Er-krankungsformen (Kälteurtikaria usw.) auch die Epistaxis und die Purpura sowie die Cutis marmorata (Kältemarmo-rierung).

Immunhämolytische Anämien durch Arzneimittel und chemische Substanzen. Während die Anwesenheit eines

Autoantikörpers genügt, um die Zellagglutination ein-
treten zu lassen, bedarf es zur Wirkung eines allergischen
Antikörpers der gleichzeitigen Anwesenheit des auslösenden
Allergens, etwa des schuldigen Medikaments.

Intoxikationen

Benzol, Trichloräthylen, Arsen (früher nach großen Dosen
von Salvarsan), Sulfonilamide, Urethan, Stickstofflost,
Gold- und Wismutpräparate. Die Wirkung ergibt sich aus
einer Erschöpfung des Knochenmarkes (Panmyelophthise).
Ferner sind zu beachten: Analgetika, Antipyretika, Sedativa (Barbiturate), Antiepileptika (Hydantoine), Antihistaminika, Neuroplegika, Tuberkulostatika und Chemotherapeutika. Mischgruppe: Insektizide, Quecksilber, Jod
und Chininpräparate.

Infektionen

Viruserkrankungen: Grippe, Parotitis, Masern, Psittakose,
Monozytenangina, Bornholmer Krankheit, Cocksackie.
Virus-B-Infektion: plötzliche heftige stechende Schmerzen
in der Brust (am häufigsten), in Bauch oder Rücken und in
den Extremitäten (sog. Teufelsgriff).
Bakterielle Infektionen: Angina, Scharlach, Typhus, maligne Diphtherie, Rückfallfieber. Blutungen aus stark auf-
gelockerter Schleimhaut der Muscheln und der Nasenscheidewand, flächige Sickerblutungen.
Gutartige Geschwülste der Nase und des Nasenrachenraumes
Kavernome, Sitz an der Nasenschleimhaut und den unteren
Muscheln. Teilweise erhebliche Größe (behinderte Nasenatmung). Selten Sitz in der Kieferhöhle (Auftreibung der
fazialen Kieferhöhlenwand). Gelegentlich Anlaß von Nasenbluten mit ungeklärter Ursache!
Nasenrachenfibrom (Angiofibrom), gelegentlich erstes
Symptom.

Bösartige Geschwülste

Sitz in der Nasenhöhle, in den Nasennebenhöhlen und im
Nasenrachenraum.

Zustand nach Verletzungen

Isolierte Nasenbeinfrakturen, Schädelfrakturen mit Beteiligung der Schädelbasis, der Nasenhöhle und ihrer Nebenhöhlen. Pfählungsverletzungen.
Ursache der Blutungen: Verletzungen der Aa. ethmoidales ant. oder post., der A. sphenopalatina, der A. maxillaris und der Carotis int. Schwere intermittierende Blutungen aus der Nase treten bei Gefäßriß im Bereich des Sinus cavernosus, mit Einbruch der Knochenwand der Keilbeinhöhle und damit offener Verbindung zwischen Sinus und Keilbeinhöhle auf. Alle diese Vorkommnisse bedürfen chirurgischer Behandlung. Keine unnötige Verzögerung durch medikamentöse Therapieversuche.

■   Diagnose

Bei örtlichen Nasenblutungen leicht durch Anterhinoskopie stellbar. Bei symptomatischen Nasenblutungen oft auf Grund der Vielfalt der Ursachen außerordentlich schwierig.

1.2.2.   Therapie

Wichtig ist eine möglichst *genaue Lokalisation der Blutungsquelle*. In einem hohen Prozentsatz stammt die *Blutung von dem Arteriolengeflecht des Locus Kiesselbachii* und ist dort auch vom Nichtrhinologen unschwer zu finden. Andere, meist arteriosklerotisch bedingte Blutungsherde in den hinteren Nasenabschnitten sind mitunter auch vom Fachmann schwierig aufzusuchen. Es ist deswegen zweckmäßig, zunächst die Koagel zu entfernen und sich anschließend den *Lokalbefund durch Einlage von anämisierenden Mitteln exakt einzustellen*. Nach Beseitigung des akuten Ereignisses, das immer gefahrloser ist, als es aussieht, wird später eine ursachenbezogene Prophylaxe zur Rezidivverhütung eine große Rolle spielen. 90 % aller Nasenblutungen lassen sich leicht, ohne besondere Hilfsmittel beherrschen.
Besonders in diesem Abschnitt wird Wert auf eine *stufenweise* Therapie gelegt, und zwar sind zunächst die *einfachen*

Methoden genannt. Es schließen sich die *aufwendigeren,* aber *wirksamsten* Verfahren an, die speziell auch zur Stillung massiver Blutungen geeignet sind.

1.2.2.1. Kompression des Nasenflügels

Mit den Fingern wird der Nasenflügel gegen die blutende Stelle am Locus Kiesselbachii (LK) gedrückt. Dies genügt manchmal bei kleineren Blutungen vom LK. Oft kann sich der Patient damit schon selber helfen, noch ehe er beim Arzt eingetroffen ist. Unterstützend wirken auf reflektorischem Wege kalte Nackenkompressen.

1.2.2.2. Gelastypt (Hoechst); (Einlagen allein oder mit Thrombin getränkt)

Poröse, schneidbare Gelatine mit Zusatz von 2 mg Bis-(4-Aminochinaldin-6)-N,N'-harnstoff. HCl (Surfen)

I OP = 10 × 10 × 14 mm 50 St.

oder Gelita-Silber-Tampon (Braun, Melsungen)

Gehärtete Gelatineschwämme mit 5% kolloidalem Silber

I OP = 15 × 15 × 10 mm 10 St.

■ Applikation

Ein oder mehrere Schwammstücken werden mit oder ohne Thrombindurchtränkung (Topostasin, Roche — Fläschchen mit 3000 NIH-Einheiten aufgelöst in wenig Aqu. dest.) nach Schneuzen des Patienten fest in die Nasenhöhle eingelegt.

■ Wirkung

Thrombin wirkt durch die Umwandlung von Fibrinogen in Fibrin gerinnungsfördernd.

1.2.2.3. Anämisierung und Anästhesie der Nasenschleimhaut

Mehrere Spitztupfer (1 bis 4, je nach Größe der Nasenhöhle) werden in einer Petrischale mit einer 2%igen Panto-

cain-Supnareninlösung bzw. einer 1%igen Xylocain-Epine-
phrinlösung (Fertigpräparat) getränkt.

Pantocain grüngefärbt 2%	5 ml
NaCl 0,9%	5 ml
Suprarenin 1:1000	10 Tr.

■   Applikation

Die feuchten Spitztupfer werden nach Entfernung der Koagel schichtweise in die Nasenhöhle eingelegt und mehrere
Minuten liegengelassen. Nach 5 bis 10 min entfernt man die
Tamponade wieder, um an der anämischen und anästhe-
tischen Schleimhaut den nun gut sichtbaren, ehemals
blutenden Septumbezirk zu ätzen.

1.2.2.4.   Ätzung

Das Ätzen dient der narbigen Verödung der Arteriolen am
Locus Kiesselbachii oder anderer Septumbezirke. Zur
Ätzung benutzt man entweder die Chromsäureperle
(Chromsäurekristalle an einer Sonde durch Wärmeein-
wirkung anschmelzen) oder Trichloressigsäure (Kristalle
oder konz. Säure). Die umschrieben auftretende Koagu-
lationsnekrose hebt sich gelb oder weiß deutlich von der
übrigen Schleimhaut ab. Der Bezirk soll nicht größer als
$0,5 \times 0,5$ cm sein. Kurz nach der Ätzung Bestreichen der
Fläche zur Neutralisierung mit 2%iger $AgNO_3$-Lösung.

Beachte: Nicht zur gleichen Zeit korrespondierende
            Septumbezirke ätzen, weil dadurch das Auf-
            treten von Septumperforationen begünstigt
            wird.

1.2.2.5.   Schichttamponade

Bei stärkeren Blutungen und wenn sie aus anderen Nasenabschnitten kommt, empfiehlt sich die Einlage einer festen
Schichttamponade. Mehrere Spitztupfer oder ein fort-
laufender Gazestreifen (2 bis 4 cm breit) werden in eine
Pantocain-Suprareninlösung (Zusammensetzung siehe unter
2.3.) gelegt, ausgedrückt und anschließend schichtweise
von unten nach oben und fest in die Nasenhöhle eingelegt.

Dauer der Tamponade: 1 bis 4 Tage.

Beachte: Muß die Tamponade länger als 24 Stunden belassen werden, so ist einer eitrigen Nebenhöhleninfektion immer durch. Antibiotikagaben vorzubeugen: Erwachsene 1,2 Mega IE Tardocillin comp. i.m., Kinder von 8 bis 12 Jahren 900 000 IE Tardocillin comp., Kinder von 4 bis 7 Jahren 600 000 IE Tardocillin comp.

1.2.2.6. Nasen-Rachen-Tamponade

Bei schweren, massiven Nasenblutungen reicht die schichtweise vordere Nasentamponade zur Blutstillung nicht aus, da das Blut noch durch die Choane abfließen kann. Das Abfließen von Blut durch die Choanen in den Pharynx wird mittels eines fixierten Gazetampon verhindert.

Technik: Festen Gazetampon (Größe etwa $2 \times 2 \times 1$ cm) mit Seide paketförmig verschnüren, an den zwei breiten Flächen werden jeweils zwei etwa 20 cm lange Armierungsfäden belassen.
Elastischen NELATON-Katheter durch die Nase in den Rachen vorschieben und mit Pinzette aus dem Mund herausleiten. Daran die zwei Tamponfäden knüpfen und Tampon durch Zurückziehen des Katheters in die Choane einpressen. Danach schichtweise Nasentamponade wie unter 2.5. Fixation des Tampons, indem die beiden Fäden über einen Tupfer am Naseneingang geknüpft werden. Die beiden anderen Fäden werden am Mundwinkel angeklebt und dienen dazu, den Tampon ohne Instrument wieder durch den Mund herauszuziehen. Dauer 1 bis 3 Tage, immer unter antibiotischem Schutz (N-Pc „ol" Manole, Aquacillin comp., Hydracillin forte 1 bis 2 Mega IE tgl. i.m.).

1.2.2.7. Gefäßligaturen

Die chirurgischen Maßnahmen der Gefäßunterbindung (A. carotis externa, A. maxillaris interna bzw. Aa. ethmoidales) bleiben als ultimo ratio nur der Klinik vorbehalten.

13

Die Häufigkeit ihrer notwendigen Anwendung beträgt in
der Klinik etwa 4%.

1.2.3. Literaturauswertung

Nasenbluten läßt sich bei konsequenter Anwendung der beschriebenen Methoden im allgemeinen leicht beherrschen. Gefäß-
verletzungen durch Traumata oder Malignome führen oft zu massiven Blutungen aus großen Gefäßen (A. ethmoidalis, A. sphenopalatina), die nur durch chirurgische Maßnahmen behoben werden
können. Übersichten der verschiedensten Methoden findet man bei
KINDLER (1956 und 1964), LEGLER (1957 und 1968) sowie MÜND-
NICH (1957), FEDERSPIL, BOETTE und WESTHUES (1970), FELD-
MANN (1973).

Neuerdings wurde ein interessanter Vorschlag zur Behandlung von
Nasenbluten aus den hinteren Nasenabschnitten von PADRNOS
(1968) gemacht. Er injiziert 3 ml einer 2%igen Lidocainlösung
(Xylocitin®) mit einem Adrenalingehalt von 1:100000 durch das
Foramen palatinum majus in die Fossa pterygopalatina. Dadurch
soll der pterygopalatinale Ast der A. maxillaris interna spastisch
verengt werden. Die Blutung hörte bei seinen Patienten abrupt
innerhalb von zwei Minuten auf. Als Nebeneffekt tritt ausreichende Schleimhautanästhesie der Nase auf. Die Behandlung
kann bei Rezidiven zwei- bis dreimal täglich wiederholt werden. Es
kommt allerdings auf ein genaues Deponieren des Anästhetikums
in 28 bis 32 mm Tiefe an.

Spezielle Hinweise zur Technik bei der Nasentamponade:

Um das Abrutschen von Tamponadenmaterial in den Epipharynx
zu verhindern, benutzt FELDMANN (1973) einen 1 cm dicken,
13 bis 15 cm langen Schaumgummitampon, der mit einer pfeifen-
kopfartigen Verdickung bis in die Choane vorgeschoben wird.
Gegen dieses Widerlager läßt sich anschließend die übliche
Streifen- oder Spitztupfertamponade in die Nasenhöhle einlegen.

1.3. Rhinitis acuta des Säuglings und des Kleinkindes

1.3.1. Allgemeines

■ Definition und Ätiologie

Wie S. 23, Besonderheiten ergeben sich durch die anatomischen Verhältnisse. Der Hochstand des Kehlkopfes

bringt es mit sich, daß die ventrale Kehldeckelfläche unmittelbar der Rückfläche des Gaumensegels anliegt. Da die freien Kehldeckelkanten der rückwärtigen Rachenwand anliegen, kommt es zwischen Öffnung der Choane und dem Kehlkopfeingang zur Bildung eines in sich geschlossenen Atemrohres, das auch während des Schluckaktes seine Lage weitgehend beibehält. Infolgedessen ist eine freie Mundatmung nicht ohne weiteres möglich, wenn die Nase verlegt ist.

Für die Klinik ist ferner die anatomische Beschaffenheit der Tube von Bedeutung. Die Ohrtrompete ist beim Säugling verhältnismäßig weit und kurz. Die Kürze hat ihre Ursache darin, daß der Tubenknorpel noch nicht ausgebildet ist. Beim Säugling verhält sich die Länge des knorpeligen Tubenanteils zum knöchernen wie 1:2, während beim Erwachsenen ein umgekehrtes Verhältnis (2:1) besteht. Außerdem befindet sich das pharyngeale Tubenostium beim Neugeborenen und beim Säugling weiter kaudal etwa in Höhe des weichen Gaumens, beim Erwachsenen demgegenüber rund 1 cm über dem Velum.

■　　　Symptome

Stets erhebliche Störungen des Allgemeinbefindens, Unruhe, Fieber, evtl. Erbrechen, Meningismus und seröse Meningitis. Atmung oberflächlich, frequent, schniefend oder auch schnarchend. Beim Neu- und Frühgeborenen asphyktische Zustände (s. anatomische Vorbemerkungen). Ernährungsschwierigkeiten, Luftschlucken mit Meteorismus, Gewichtsabnahme und Dystrophie. Mäßige Sekretion aus der Nase wird beim liegenden Kind oft übersehen (Ablaufen in den Rachen mit Reizhusten und Verschlucken).

■　　　Diagnose

Aus dem Krankheitsbild (Allgemein- und Lokalbefund) sicher stellbar. Rhinoskopisch Schleimeiter in der Nase. Komplikationen: Häufig Otitis media acuta (weite kurze Tube), Bronchitis und Pneumonie.

Gonorrhoische Rhinitis: Erste Erscheinungen 24 bis 48 Stunden nach der Geburt, schlechter Allgemeinzustand, hohe Temperaturen, reichlich grünlich-gelblicher Eiterausfluß (gelegentlich mit Blutbeimengungen) und Schwellung der Nasenflügel mit Krusten- und Geschwürbildung an Oberlippe und Naseneingang. Augensymptome. Heute seltene Erkrankung. Abstrich aus der Nase, aus dem Bindehautsack des Auges und dem Vaginalsekret der Mutter.

Staphylokokkenschnupfen: Auftreten um den 3. Tag nach der Geburt. Ocker- bis zitronengelbes Sekret. Ursache Staphylococcus aureus (selten Streptokokken). Nach 3 bis 7 Tagen schleichend beginnende Pneumonie mit späterem stürmischen Verlauf (Pleuraempyem, Sepsis). Hohe Letalität. Erregernachweis.

Rhinitis syphilitica neonatorum: Erscheint meist in der 3. Woche nach der Geburt bei exanthemfrei Geborenen als erstes Symptom der konnatalen Syphilis, zuweilen aber auch kurz nach der Geburt. Kennzeichen: Schniefen, kein Fieber, fahle Blässe der Haut, starke beidseitige, zuweilen auch fötide Absonderung aus der Nase (Stadium secretionis), Geschwürsbildungen (Stadium ulcerans) mit Blutbeimengungen und Krustenbildung und bald danach Bildung harter Lymphknotenpakete am Hals (und später Plaques muqueuses und Pemphigus syphiliticus an Haut und Schleimhaut.)

Nasendiphtherie: Kann bereits bei der Geburt auftreten, im allgemeinen aber erst nach dem 6. Monat. Akute, chronische latente, geringe Symptomatologie, ein- oder doppelseitige Verlaufsform. Wird heute noch hier und da beobachtet. Kennzeichen: Hämorrhagisch-eitriger Ausfluß, pseudomembranöse Beläge (können fehlen), Erosionen und Borken am Naseneingang (Rhagaden). Abstrich, evtl. Tierversuch.

Fremdkörperrhinitis: Artefiziell hervorgerufen durch zurückgebliebene Wattereste nach unsachgemäßen Reinigungsversuchen. Meist einseitig.

1.3.2. Therapie

Bei der Behandlung des akuten Säuglingsschnupfens sind einige Besonderheiten zu beachten:

Wichtiger noch als für den Erwachsenen ist für den *Säugling als obligaten Nasenatmer* zunächst die Herstellung der ungehinderten Nasenatmung durch wäßrige Nasentropfen. Zur Erleichterung des Trinkvorganges sei die Applikation vor den Mahlzeiten empfohlen.

Ebenso notwendig wie die Herstellung einer freien Nasenatmung ist die Behandlung der oft erheblichen Allgemeinerscheinungen, wie z. B. im Initialstadium des Säuglingsschnupfens fast immer Fieber, seltener auch Fieberkrämpfe und Ernährungsstörungen. Das Hinzuziehen eines Pädiaters ist dann ratsam.

1.3.2.1. Wäßrige Nasentropfen

Otriven (Ciba)

2-(4-tert.-Butyl-2,6-dimethyl-benzyl)-2-imidazolinhydrochlorid
Xylometazolin hydrochlor. 0,05% in wäßriger Lösung

I OP = 10 ml

D. Bei Kleinkindern 2- bis 3mal tgl. 2—3 Tr. in jedes Nasenloch, für Säuglinge ist die Lösung mit Wasser 1:5 zu verdünnen und davon 1- oder mehrmals tgl. 1 bis 2 Tr. in jedes Nasenloch zu geben.

■   Wirkung und Nachteile

s. bei Rhinitis acuta des Erwachsenen.

Wegen seiner langen Wirkungsdauer ein speziell in der Kinderpraxis bewährtes Mittel, nachteilige Wirkungen sind bisher nicht bekannt geworden.

Nasivin pro infantibus (Merck)

2-(4'-tert.Butyl-2',6'-dimethyl-2'-hydroxybenzyl)-2-imidazoliniumchlorid
Gepufferte, wäßrige 0,025%ige Lösung von Oxymetazolinhydrochlorid

17

Für Säuglinge steht eine 0,01%ige Lösung (Fertigpräparat) zur Verfügung.

I OP = 10 ml

D. 3- bis 4mal tgl. 1 Tr. in beide Nasenhöhlen einträufeln.

■　　Wirkung und Nachteile

s. bei Rhinitis acuta des Erwachsenen.

Adrianol-Nasentropfen für Säuglinge und Kleinkinder (Anasco)

L-1-(3-Hydroxy-phenyl)-2-methyl-amino-äthanol-hydrochlorid (Adrianol) 0,05%
2-(2,4,6-Trimethylbenzyl)-2-imidazolin-hydrochlorid 0,05%.

I OP = 10 ml

D. Säuglinge 4- bis 5mal tgl. je 1 Tr. in jedes Nasenloch.
Kleinkinder 4- bis 5mal tgl. 2 Tr. in jedes Nasenloch.

■　　Wirkung und Nachteile

s. bei Rhinitis acuta des Erwachsenen.

Ephedrin-Kamille-Rezeptur

1. 1-Phenyl-2-methylaminopropanolhydrochlorid
2. Azulen

Rp. Ephedrin. hydrochlor.	0,1
Extract. chamomill. fluid.	2,0
Aqu. dest.	ad 20,0
M. f. Sol.	

D. 4- bis 5mal tgl. 1 Tr. in jede Nasenhöhle vor den Mahlzeiten.

■　　Wirkung:

Der abschwellende Effekt setzt nicht so rasch wie bei den Imidazolinderivaten ein, ist aber nach 20 Minuten ausgeprägt. In bezug auf die Wirkungsdauer kann in Analogie

18

zum Erwachsenen damit gerechnet werden, daß die Schleimhäute nach 1 bis 2 Stunden den ursprünglichen Schwellungsgrad wieder erreicht haben. Eine reaktive Hyperämie wird kaum beobachtet.

Die Azulene des Kamilleauszuges haben eine gute antiphlogistische Wirkung. Schädigung der Flimmerepithelien ist nicht zu erwarten.

■　　　　Nachteile

Bei langdauerndem Gebrauch (etwa nach 10 Tagen) Erscheinungen der Tachyphylaxie durch Ephedrin.

I. R. S. 19 (Hefa — Frenon)

Antigene von Diplococcus pneumoniae Typ I—III, Typ V, Typ VIII und Typ XII, Streptococcus pyogones A und C.
Streptococcus faecalis D (S. 19 und S. 105), Micrococcus pyogenes, Gaffkya tetragena, Neisseria catarrhalis, Neisseria flava, Neisseria perflava, Haemophilus influenzae, Klebsiella pneumoniae, Moraxella.

I OP = 20 ml als Sprayflasche

D. 5- bis 6mal tgl. ein Spraystoß in jedes Nasenloch sprühen, im allgemeinen 5 bis 10 Tage lang, in Ausnahmefällen bis zu 30 Tagen.

■　　　　Wirkung

Noch weitgehend unklar. Polylysat aus verschiedenen Bakterien, die vorzugsweise als Erreger bei bakteriellen Superinfektionen im Nasenschleimhautbereich in Frage kommen, soll über immunologische Prozesse, die bei nasaler Applikation im Nasenrachenraum ausgelöst werden, wirksam werden. Eine unmittelbar schleimhautabschwellende Wirkung ist nicht vorhanden. Über gute Erfolge bei der Behandlung der bakteriell superinfizierten Rhinitis acuta im Säuglings- und Kleinkindesalter wurde verschiedentlich berichtet.

■　　　　Nachteile

Häufige und langdauernde Anwendung scheint erforderlich zu sein.

1.3.2.2. Antipyretika

Ben-u-ron (Bene-Chemie)

N-Acetyl-p-aminophenol (NAPAP, Paracetamol) 0,25 g
in 1 Kinderzäpfchen bzw. 0,125 g in 1 Säuglingszäpfchen.

I OP = 5 bzw. 10 Kinderzäpfchen.
    = 5 bzw. 10 Säuglingszäpfchen

D. 2- bis 3mal tgl. ein Säuglings- bzw. Kinderzäpfchen einführen.

■ Wirkung

Der Angriffspunkt liegt zentral im Wärmeregulationszentrum. Dieses Zentrum wird gedämpft. Vermehrte Wärmeabgabe. Daneben analgetisch durch zentrale Dämpfung der Schmerzempfindung.
Für die Kinderpraxis sehr gut geeignet.

■ Nachteile

Nur sehr geringe Nebenwirkungen, insbesondere ist die von dem weiteren Vertreter dieser Stoffgruppe Phenacetin her bekannte und gefürchtete Nebenerscheinung der Methämoglobinbildung nur im geringen Umfang ausgeprägt.

Aminophenazon (Woelm)
Pyramidon (Hoechst)

1-phenyl-2,3-dimethyl-α-dimethylamino-5-pyrazolon (Aminophenazon) 0,1 bzw. 0,3 je Tabl.

I OP = jeweils 20 Tabl. (Pyramidon) bzw. 10 und 20 Tabl. (Aminophenazon)
D. Säuglinge 10—12 Wochen 2- bis 3mal tgl. $\frac{1}{4}$ Tabl. (0,1), älter als 12 Wochen 2- bis 3mal tgl. $\frac{1}{2}$ Tabl. (0,1), Kinder von 1—3 Jahren 2- bis 3mal tgl. 1 Tabl. (0,1)

Novalgin (Hoechst)

Phenyl-dimethyl-pyrazolon-methylamino-methansulfonsaures Natrium 0,3 je Supp.

I OP = 5 Zäpfchen

D. Kleinkinder 2- bis 3mal tgl. 1 Zäpfchen.

■ Wirkung und Nachteile

siehe oben bei Aminophenazon.

■ Wirkung

Das Temperaturniveau wird am zentralen Angriffspunkt des Wärmeregulationszentrums normalisiert. Der Effekt stellt sich unabhängig von der oralen oder rektalen Applikation nach 1 Stunde ein.
Die Wirkungsdauer beträgt 2 bis 3 Stunden.

■ Nachteile

Eine einmalige Überdosierung führt zu Krämpfen.
Durch eine Knochenmarkschädigung kann eine Agranulozytose im peripheren Blut auftreten.
Es empfiehlt sich, bei häufiger Einnahme das rote Blutbild zu kontrollieren.
Harmloser ist eine gelegentliche rote Verfärbung des Urins infolge von im Stoffwechsel entstehender Rubazonsäure.

Allional-Zäpfchen für Kinder (Roche)

1. 1-phenyl-2,3-dimethyl-4-dimethylamino-5-pyrazolon
2. Isopropylallylbarbitursäure

Aminophenazon   0,11
Aprobarbital   0,05

I OP = 5 Supp. D. 3mal tgl. 1 Z.

■ Wirkung

Der bereits oben beschriebene starke fiebersenkende Effekt von Aminophenazon wird durch die sedierende Komponente

Aprobarbital ergänzt. Gerade für die Säuglingsbehandlung erweist sich das als eine günstige Kombination. Die oft erregten Kinder werden gleichzeitig beruhigt.

■   Nachteile

siehe bei Aminophenazon.

1.3.3.   Literaturauswertung

Es gibt bisher noch keine Substanz, die sich in idealer Weise zur Behandlung des Säuglingsschnupfens eignet. Nahe kommt unseren Forderungen lediglich das Xylometazolin (Otriven®), das nach BIESALSKI und MARQUART (1959) in Konzentrationen von 1/20 der beim Erwachsenen üblichen einen guten Effekt ohne Nebenwirkungen hat. LEGLER (1968), NAUMANN (1964) und BREUNINGER (1965) sind der gleichen Ansicht. Die von der Erwachsenenbehandlung her bekannten Präparate der Imidazolinreihe Tyzine und Privin sind nicht die Mittel der Wahl, denn es können bei Überdosierung schwere komatöse Zustände auftreten. Wie BREUNINGER (1965) nachwies, sind die derartigen im Schrifttum bekanntgewordenen Zwischenfälle meist auf eine Überdosierung zurückzuführen:
Schreibt man eine Dosis von 4mal 1 Nasentropfen (0,1% Lösung) bei einem 70 kg schweren Erwachsenen vor, werden pro kg Körpergewicht 0,003 mg Substanz resorbiert. Die gleiche Dosis einem 3,5 kg schweren Säugling verschrieben, vergrößert die resorbierte Menge auf 0,06 mg/kg Körpergewicht, also das 20fache. Berücksichtigt man noch die 2- bis 3mal größere resorbierende Schleimhautoberfläche des Säuglings, bezogen auf das Kilogramm Körpergewicht, so erklärt sich dadurch die Gefahr der Überdosierung mit toxischen Erscheinungen beim Säugling. Zuerst treten als toxische Allgemeinerscheinungen Erregungszustände und Blutdruckanstieg auf. Nach 30 bis 90 Minuten tritt Benommenheit, Bradypnoe und Bradykardie ein (GREENBLATT, 1947; HAINSWORTH, 1948; LEGLER, 1959; FREIMANN und PUCHTA, 1963; BREUNINGER, 1965).
Ölige Nasentropfen sind zur Behandlung des Säuglingsschnupfens *weniger geeignet*, weil ölige Lösungen nur verzögert resorbiert werden und daraus nur eine mäßige Abschwellung resultiert (Endrine mild, Rhino-Xylidrin, Turipol cum Ephedrin). Außerdem ist auf die Gefahr pulmonaler Komplikationen durch Aspiration von

Paraffinum liquidum und von pflanzlichen Ölen hinzuweisen, die allerdings erst nach chronischem Gebrauch derartiger Arzneimittelträger und in seltenen Fällen zu befürchten sind (LAUGHLEN, 1925; PINKERTON, 1927; WRIGHT, 1935).

In einer Befragung gaben von 200 Kinder- und HNO-Fachärzten 188 an, daß sie vorzugsweise mit Fertigpräparaten verschiedene ätherische Öle zur Behandlung des Säuglings- bzw. Kleinkinderschnupfens anwenden (BREUNINGER, A. HILDMANN und H. HILDMANN, 1970). Nach den Erfahrungen der Autoren ist die Konzentration von ätherischen Ölen für einen lokaltherapeutischen Effekt an der Schleimhaut zu gering. Darüber hinaus führten Menthol (0,6$^0/_{00}$ und 2$^0/_{00}$), Campher (2%) und Ol. Therebinthinae (2%) zu unterschiedlichen Puls- und Atemfrequenzsteigerungen, die für die Therapie allerdings keine praktische Bedeutung haben. Eine Indikation zur nasalen Anwendung ätherischer Öle bestehe im genannten Altersbereich nicht.

1.4. Rhinitis acuta der Erwachsenen und des älteren Kindes

1.4.1. Allgemeines

■ Definition

Akute Entzündungen der Nasenschleimhäute ohne Fieber und im allgemeinen mit nur geringen Störungen des Allgemeinbefindens. Unterschiedliche Beteiligung der tieferen Atemwege. Häufigste Erkrankung des Menschen in der gesamten Welt.

■ Ätiologie

Viruserkrankung. Auslösung des „banalen" Schnupfens durch die Gruppe der weltweit verbreiteten Rhinoviren (15 bis 30 nm groß, Common cold, Inkubationszeit 1 bis 3 Tage). Grundsätzlich können aber auch alle anderen Virusgruppen, die erfahrungsgemäß bevorzugt den Respirationstrakt befallen, eine Rhinitis ac. auslösen (Arborviren = Arthropod borne viruses, Adenoviren, ARD = Acute Respiratory Disease, REO-Viren = Respiratory Enteric

Orphan und RS-Viren = Respiratory Syncytial und Orni-
those-Psittakose-Virus). Bei den letzten Gruppen können
noch andere Erkrankungen hinzutreten, wie Pneumonie,
Meningitis, Enzephalitis, Neuritis usw. Auf eine Viruserkrankung kann eine bakterielle Infektion aufgepfropft
sein.

■ Symptome

Beginn mit Frösteln, Kopfdruck, Kitzeln, Jucken und
Brennen in der Nase. Zunehmende Behinderung der Nasenatmung, Herabsetzung des Riechvermögens, wäßrige Sekretion, evtl. Beteiligung der Augenbindehäute. Abklingen
der Erscheinungen nach etwa 1 Woche. Dauert ein Schnupfen über eine Woche und verfärbt sich die Schleimabsonde-
rung gelblich-eitrig, so handelt es sich um eine bakterielle
Superinfektion.

■ Diagnose

Aus dem klinischen Bild stellbar.

■ Differentialdiagnose

Zu bedenken sind: Rhinitis vasomotorica, allergische Rhinitis, sog. sekundäre Rhinitiden (bei Masern, Scharlach,
Varizellen, Ruhr, Typhus) und Nasendiphtherie (hart-
näckiger, länger andauernder Schnupfen mit blutig-eitriger
Absonderung, fibrinösen Auflagerungen auf der Nasen-
schleimhaut und evtl. Rhagadenbildung am Naseneingang).
Zur Diagnostik Abstrichuntersuchung und Färbung nach
PAPANICOLAOU. Allergische Rhinitis: eosinophile Granulozyten und Mastzellen, Becherzellen des Epithels nur gering
vorhanden.
Banale Rhinitis (Virusinfektion): zahlreiche degenerierte
Flimmerzellen (pyknotischer Kern, grobe Granula im
Plasma, Zilien erhalten) oder nur wenige kleine Bakterien.
Bakterielle Infektionen nach bakterieller Superinfektion
eines virogenen Schnupfens: Neutrophile Granulozyten in
großer Menge, Mono- und Lymphozyten. Reichlich Bakterien.

1.4.2. Therapie

Es ist festzustellen, daß eine kausale Therapie der Rhinitis acuta bis jetzt noch nicht möglich ist. Nach DRETTNER (1966) kommen beim Menschen 65 bis 70 verschiedene Rhinoviren als Erreger in Frage. Die naheliegenden immunisierenden Therapiemöglichkeiten haben bisher keine Erfolge gebracht, da die Antigenität des Virus innerhalb einer Epidemie sehr stark schwankt (VIVELL, 1955).

Wäßrige Nasentropfen

Wir betreiben bei der üblichen Therapie mit *Nasentropfen in wäßriger Lösung* zwar eine wirksame, aber rein symptomatische Therapie. Mit der Verordnung von Nasentropfen soll eine schnelle und langdauernde Herstellung der Wegsamkeit der Nasenhöhlen, ein Nachlassen der Sekretion und ein Abschwellen der Ostien zu den Nebenhöhlen erreicht werden. Dazu sind die Pharmaka nur in der Lage, wenn sie in einer wäßrigen Lösung vorliegen. Eine Reihenfolge der aufgeführten Nasentropfen ergibt sich durch die unterschiedliche Wirkungsdauer. Zur Applikation neigt der Patient den Kopf zurück. Beim Applikationsvorgang ist zu sagen, daß der Patient, wenn möglich, 10 Minuten mit seitlich gedrehtem Kopf liegen soll, wobei ein leichtes Gefälle in Richtung auf die jeweilige Seite vorhanden sein sollte.

Otriven (Ciba)

2-(4-tert.-Butyl-2,6-dimethyl-benzyl)-2-imidazolin-hydrochlorid
Xylometazolin hydrochlor.   0,1
Sol. Natr. chlorat. 0,9%   ad 100,0

I OP 10 ml bzw. 20 ml; Spray 10 ml
D. 2- bis 3mal tgl. 2—3 Tr. in jedes Nasencavum.

■   Wirkung
Einsetzen der Wirkung innerhalb kurzer Zeit (5 bis 8 Minuten).
Volle Ausprägung des Effektes nach 10 Minuten. Der erhöhte Ausgangswiderstand der Nasenatmung wird bis auf

etwa $^1/_{10}$ des Wertes vor der Applikation gesenkt. Maximale Verengung der präkapillaren Arteriolen und Kapillarsphinkteren. Sehr vorteilhaft ist die lange durchschnittliche Wirkungsdauer von 6—7 Stunden. In Einzelfällen ist im Widerstandszeitdiagramm die Grenze der subjektiven Nasenatmungsbehinderung erst nach 8 Stunden wieder erreicht.

Schwankungen der Wirkungsdauer ergeben sich zweifellos auch durch das Entzündungsstadium, in dem das Medikament angewendet wird.

■   Nachteile

Ernstzunehmende Komplikationen sind in dieser Indikation bisher nicht bekannt geworden.

Privin (Ciba)

2[Naphthyl-(1′)-methyl]-△ ^{2}-imidazolinhydrochlorid
Naphazolin hydrochlor.   0,1 bzw. 0,05
Acid. boric.   3,0 bzw. 3,0
Aq. dest.   ad 100,0 bzw. ad 100,0

I OP 0,1% Lösung 10 ml oder 20 ml

0,05% Lösung   10 ml oder 20 ml
Spray 0,05% 10 ml
D. 2mal tgl. 3 bis 4 Tr. in jedes Nasenloch bzw. jeweils sprayen.

■   Wirkung

Starke und langanhaltende Verengung oder Verschluß der gesamten submukösen Endstrombahn, in kurzzeitiger Applikation von nicht mehr als 1 Woche Dauer außerordentlich wirksam und brauchbar. Einsetzen der Wirkung 5 bis 8 Minuten nach dem Eintropfen. Effekt nach 10 Minuten voll ausgeprägt. Reduktion des Strömungswiderstandes der Nase um 80%. In diesen Eigenschaften keine Unterschiede zu Tyzine. Die Wirkungsdauer beträgt durchschnittlich 5 Stunden. Anschließend stellt sich die

Schwellung der Muscheln wieder ein, nach 6 Stunden ist der Effekt völlig abgeklungen.

■   Nachteile

Bei kurzdauerndem Gebrauch verlangsamt sich die Flimmerhärchenbewegung, bei langdauerndem Gebrauch Gefahr der „sekundären medikament-bedingten Rhinitis" bzw. „Privinismus". Die Schleimhäute sind stark geschwollen, nehmen eine blaß-livide Farbe an und sind von samtartiger Beschaffenheit. Bei der Spiegelung läßt sich dann außer dem unteren Muschelkopf kein weiterer Abschnitt einsehen. Schleimiges oder eitriges Sekret findet man auf diesen Schleimhäuten nicht mehr. Makroskopisch sieht man auf der Muscheloberfläche punktförmige, venöse Stauungshyperämien. Als Zeichen der Metaplasieneigung dieser chronisch privinisierten Schleimhaut können mikroskopisch Plattenepithelinseln in Muschelbereichen festgestellt werden, wo sie normalerweise nicht vorkommen.
Säuglinge und Kleinkinder dürfen nicht mit Privin behandelt werden. Es besteht die Gefahr resorptiver, toxischer Erscheinungen, im allgemeinen hervorgerufen durch eine Überdosierung. Es werden zunächst Erregungszustände mit einem Blutdruckanstieg beobachtet, die nach 30 bis 90 Minuten in Benommenheit mit Bradypnoe und Bradykardie übergehen.

Nasivin (Merck)

2-(4'-tert.Butyl-2',6'-dimethyl-3'-hydroxybenzyl)-2-imidazoliniumchlorid.
Gepufferte, wäßrige 0,05%ige Lösung von Oxymetazolinhydrochlorid.

I OP   0,05%   10 ml
Spray   0,05%   10 ml
D. 3- bis 4mal tgl. 2—3 Tr. in jedes Nasenloch oder je 1 Spray in jede Nasenöffnung.

■ Wirkung

Einsetzen der Wirkung rasch wie bei allen Imidazolinderivaten, die zur Schleimhautabschwellung herangezogen werden. Im Wirkungseintritt unterscheidet sich Nasivin nicht von den obengenannten Präparaten Otriven bzw. Privin. Die maximale Wirkung ist ebenso schon nach 5 bis 8 Minuten voll ausgeprägt; auch hinsichtlich der Wirkungsintensität gibt es mit Widerstandserniedrigungen auf 10 bis 20% der Ausgangslage keine Unterschiede zu den vorgenannten Nasentropfen. Die Unterschiede liegen ausschließlich bei der Wirkungsdauer, sie beträgt für Nasivin durchschnittlich 4 bis 5 Stunden.

■ Nachteile

In dieser Indikation bisher nicht bekannt geworden. Nasivin muß etwas häufiger als Otriven angewendet werden.

Nasivin — Aerosol (Merck)
Zusammensetzung siehe oben.

Oxymetazolinlösung   0,06%

I OP = 10,0 Sprühflasche mit Dosieraerosol
D. 1- bis 3mal tgl. ein Sprühstoß in jedes Nasenloch.

■   Wirkung und Nachteile
Siehe oben

Adrianol — Nasentropfen für Erwachsene und Schulkinder
(Anasco)

L-1-(3-Hydroxy-phenyl)-2-methyl-amino-äthanol-hydrochlorid (0,1%)
2-(2,4,6-Trimethyl-benzyl)-2-imidazolin-hydrochlorid (0,15%)

I OP = 10 ml
D. 4- bis 5mal tgl. 1—3 Tr. in jedes Nasenloch.

■   Wirkung

In zahlreichen Widerstands-Zeitdiagrammen von Patienten mit Rhinitis acuta stellt man eine rasche (5—10 Minuten) und intensive Abschwellung (10—20% des Ausgangswertes) der entzündlich veränderten Nasenschleimhäute durch dieses Kombinationspräparat (zwei abschwellende Komponenten) fest. Die durchschnittliche Wirkungsdauer beträgt 3—4 Stunden.

■   Nachteile

Häufige Applikationen sind erforderlich.

Adrianol — Nasenspray (Anasco)
Zusammensetzung siehe oben.

I OP = 12 ml
D. 4- bis 5mal tgl. 1—2 Sprühstöße in jedes Nasenloch einsprühen.

■   Wirkung und Nachteile
Siehe oben

Tyzine (Pfizer)

D,L-2-(1,2,3,4-Tetrahydro-1-naphthyl) imidazolin-hydrochlorid Tetrahydrozolinhydrochlorid in 0,1%- und 0,05%iger wäßriger Lösung.

I OP   0,1%ige Lösung   10 ml
       0,05%ige Lösung 10 ml
Spray 0,1%   10 ml
D. 3- bis 4mal tgl. 2—4 Tr. in jedes Nasenloch bzw. jeweils sprayen.

■   Wirkung

Einsetzen der Wirkung innerhalb von 5 bis 8 Minuten nach der Applikation. Effekt nach 10 Minuten voll ausgeprägt.

Intensive Abschwellung durch Verengung der präkapillären Arteriolen und Kapillarsphinkteren mit Reduktion des Strömungswiderstandes der Nasenatmung um etwa 80% von der Ausgangslage. Wirkungsdauer von 3 Stunden, allmählicher Wiederanstieg des Widerstandes, Ausgangslage nach 4 Stunden erreicht.

■   Nachteile

Tyzine muß zu häufig eingetropft werden, deswegen ist es für den Gebrauch am Arbeitsplatz nur bedingt zu empfehlen.

Rhinogutt (Thomae)

2(5,6,7,8-Tetrahydro-1-naphthylamino)-2-imidazolin-HCl
0,117% (g/g)

I OP = 10,0 ml
D. 3- bis 4mal tgl. 2—3 Tr. in jede Nasenöffnung träufeln.

■   Wirkung

Wie bei allen oben bereits besprochenen Imidazolinderivaten tritt eine rasche und intensive Abschwellung akut entzündlich veränderter Nasenschleimhäute nach Applikation von Rhinogutt ein. Die Wirkung ist nach 10 bis 20 Minuten voll ausgeprägt. Es tritt eine Verengung der präkapillaren Sphinkteren und Arteriolen im submukösen Strombahnbereich ein. Die Grenze der subjektiv empfundenen Nasenwegsamkeitsstörung ist zirka 3 Stunden nach Anwendung wieder erreicht.

■   Nachteile

Zuweilen ist eine relativ schnelle Applikationsfolge erforderlich.

Tecoryl (Taeschner)

L-1-Phenyl-2-methylaminopropanolhydrochlorid (l-Ephedrin) 1%;
Calc. lact. 2,0%; N'-Benzyl-N'-α-pyridyl-N''-dimethyl-aethylen-

diamin. HCl (Tripelenaminiumchlorid) 0,2% in visk., wäßriger Lösung

I OP = 15,0 ml (Sprühflasche)

D. 4- bis 6mal tgl. 1 Sprühstoß in jedes Nasenloch geben.

■   Wirkung

Das in diesem Kombinationspräparat als Hauptwirkstoff enthaltene Ephedrin entfaltet seine Wirkung in erster Linie über eine Freisetzung von Noradrenalin aus den submukösen Speichern (Verengung der präkapillaren Arteriolen und Kapillarsphinkteren). Dadurch ist ein verzögerter Wirkungseintritt nach 20 Minuten festzustellen. Wirkungsdauer von 1 bis 2 Stunden mit anschließendem Wiederanstieg des Strömungswiderstandes der Nase. Ausgangslage nach 3 Stunden erreicht. Nur geringe reaktive Hyperämie zu beobachten.

■   Nachteile

Tachyphylaxie: Bei wiederholten Gaben werden die Noradrenalinspeicher in der Schleimhaut immer mehr entleert, weshalb sich die Dauer der Abschwellung allmählich immer mehr vermindert.

1.4.3.   Literaturauswertung

Wegen des Kontaktes mit einer gefäß- und nervenendigungsreichen Schleimhaut (MESSERKLINGER 1958) müssen alle Nasentropfen folgende Bedingungen erfüllen (NAUMANN 1964, WODAK 1964, BOS und JONGKEES 1966, CHEVANCE, TRONCHE und CHIBRET 1960):

1. Der pH-Wert soll neutral sein (Schwankungsbereich zwischen pH 5,5 und pH 8,0)

2. Es soll eine 1/2- bis 2fache Konzentration der isotonischen Lösung vorhanden sein

3. Die Flimmeraktivität des Epithels darf nicht ungünstig beeinflußt werden (Schlagfrequenz soll innerhalb von 10 Minuten nicht um mehr als 50% herabgesetzt werden)

4. Bei lokaler Anwendung dürfen keine Allgemeinwirkungen vorhanden sein
5. Lange Wirkungsdauer
6. Es darf keine reaktive Hyperämie zu beobachten sein
7. Sie sollen keine subjektiv unangenehmen Empfindungen hervorrufen

Einige Kriterien müssen bei der Herstellung unmittelbar berücksichtigt werden (pH-Wert, Isotonie, Stabilität). Die meisten Anforderungen sind aber nur durch Tierexperimente und eine sogenannte vorklinische Testung zu überprüfen. Folgende Methoden haben sich zur Beurteilung von Rhinologika bewährt:
Doppelter Blindversuch (LIEBRICH und RENOVANZ, 1962). Mit dieser Methodik gewinnt man an einem Krankengut durch eine Fragebogenaktion Auskunft über den Wirkungseintritt und die Wirkungsdauer und kann außerdem noch Nebenerscheinungen wie Trockenheitsgefühl oder Borkenbildung erfassen.
Voraussetzung für aussagekräftige Ergebnisse ist allerdings eine exakte Versuchsplanung. Indem 2 verschiedene Konzentrationen von Prüf- und Vergleichsmedikamenten in den doppelten Blindversuch einbezogen werden, können die wichtigen und beweisenden Dosis-Wirkungsrelationen erfaßt werden.
Auflichtmikroskopie zur Untersuchung der Ziliaraktivität (STEPPER, WAYER, KEDVESSY, SZABON, 1965; REE und v. DISHOECK, 1962; MESSEK, 1962; BOS und JONGKEES, 1966). Die Dauer der Zilienbeweglichkeit des Muschelabrasionsmaterials in der Pharmakonlösung wird im Mikroskop (600fach) beobachtet und gemessen. Außerdem kann die Transportgeschwindigkeit von Farbpartikeln (Aufbringen von Orange-edicolpuder) vom Nasengang bis zur Tubenmündung gemessen werden. Im Normalfall beträgt sie etwa 10 Minuten.
Intravitalmikroskopische Untersuchung der terminalen Strombahn (NAUMANN, 1961). Nach Applikation des vasoaktiven Stoffes wird das Gefäßkaliber der mit Fluoreszein dargestellten submukösen Kapillaren, Venen und Arterien beurteilt.

Registrierung des Strömungswiderstandes der Nase

SEMERAK, 1958; RÜDIGER, 1958; HAHN, 1962; v. ARENTSSCHILD, 1966; OSTERWALD, 1966; KLOS, BENDA und KOPECKIJ, 1962; MASING, 1966; DRETTNER, 1969.
Der Strömungswiderstand der Nase stellt einen nahezu idealen Maßstab für die Funktion der Nasenhöhlen dar. Ursprünglich

wurden verschiedene Methoden zur Erfassung der Physiologie der Nasenatmung entwickelt. Sie waren apparativ recht aufwendig, so daß sie zunächst noch wenig für die Beantwortung klinisch-pharmakologischer Fragen genutzt werden konnten. Es liegt aber auf der Hand, den Vorteil einer objektiven und reproduzierbaren Methode für die Testung vasokonstriktivischer Pharmaka einzusetzen. Subjektive Angaben des Patienten über Wirkungseintritt und Wirkungsdauer werden dadurch überflüssig, ebenso wie sich beim Nachweis von Dosis-Wirkungsbeziehungen Kontrollen gegen eine Vergleichssubstanz erübrigen. In den letzten Jahren wurden von verschiedenen Autoren standardisierte Registriervorrichtungen für die Industrie vorbereitet (v. ARENTSSCHILD, 1966; MASING, 1967; DRETTNER, 1969).

Kurz seien einige methodische Prinzipien erwähnt: *Eigenstrommessungen:* Es wird die normale Ein- und Ausatmungsluft des Patient untersucht. Mit einem Mehrfach-Direktschreiber werden synchron die Druckdifferenzen zwischen Naseneingang und Rachen und die Volumenströmung registriert. Der Widerstand wird als Quotient von $\dfrac{\Delta p \cdot 10^3}{V^2}$ angegeben. Nach Applikation von Nasentropfen erfolgen die Messungen gewöhnlich im Minutenabstand.

Fremdstrommessungen: Ein definierter Luftstrom wird in die Nase gegeben und der sich ausbildende Staudruck als Maßstab für den Widerstand registriert. Die Parameter Frequenz und Volumen des von einer Atempumpe erzeugten und der Nase zugeführten Luftstromes werden nicht verändert, so daß nur der vom Schwellungszustand der Muscheln abhängige Staudruck als variable Größe in Erscheinung tritt. Mit diesem Verfahren können nach Applikation abschwellender Substanzen ebenfalls im Minutenabstand Widerstandsmessungen ausgeführt werden.

Nach den genannten Kriterien sollten alle abschwellenden Pharmaka geprüft werden. Die Medikamente mit den günstigsten abschwellenden Eigenschaften gehören fast alle der Stoffklasse der Imidazoline an.

Resorptionsmessungen mit der Isotopentechnik

NAUMANN, H.H. und MÜNZEL, 1968; NAUMANN, H.H., NAUMANN, W.H., MÜNZEL und OEFF, 1969; NAUMANN, W.H. und MÜNZEL, 1969; BREUNINGER und FEINE, 1969.

Die Isotopentechnik wurde zur Beurteilung der *quantitativen Resorptionsleistung* der Nasenschleimhaut herangezogen. Das Grundprinzip besteht in folgendem: Markierte Substanzen (Isotope: ^{14}C-D-Glukose, ^{131}J-Human-Albumin, ^{131}J-Hippuran, kolloidale Lösungen von ^{198}Au) werden auf einem Areal der unteren

33

Muschel aufgetragen. Anschließend registriert man den Abfall der Aktivität über der Nase mit einem Szintillations-Detektor und den Anstieg der Aktivität im Blut (Tierversuche). Dieser kombinierte direkte quantitative Nachweis gestattet Angaben über den zeitlichen Ablauf und den Grad der Resorption. BREUNINGER (1969) bestimmt am Menschen unmittelbar nach Auftragung markierter Glukose die $^{14}CO_2$-Exhalation und gewinnt somit ebenfalls Erkenntnisse über die Aufnahmefähigkeit der Nasenschleimhaut.

1.5. Nasennebenhöhlenentzündungen

1.5.1. Allgemeines

■ Definition

Seröse oder eitrige Entzündung der Schleimhäute der Nasennebenhöhlen (Kieferhöhle, Stirnhöhle, Siebbein und Keilbeinhöhle). Die Kieferhöhle ist bei weitem die am häufigsten erkrankte Höhle. Aus klinischer Sicht folgen bezüglich Häufigkeit das Siebbein (besonders bei Kindern bis zum 7. Lebensjahr, vor Entwicklung der Stirnhöhle), die Stirnhöhle (bei Erwachsenen) und schließlich die Keilbeinhöhle. Die letztgenannte Höhle ist allerdings auf Grund ihrer verborgenen Lage der üblichen Routinediagnostik wenig zugänglich, so daß sie in der allgemeinen Praxis auch heute noch als ein wenig vernachlässigt gelten darf.

■ Ätiologie

Rhinogene Infektion von einem bakteriellen Schnupfen ausgehend, indem die Entzündung der Nasenschleimhäute per continuitatem über die Ostien auf die Nebenhöhlen übergreift. Hämatogene Infektion bei bestimmten Allgemeinerkrankungen (Scharlach, Typhus). Für die Kieferhöhle dentogene Infektion durch Wurzelspitzenabszeß oder umschriebene Oberkieferosteomyelitis. Von allen Zähnen des Oberkiefers stehen die 17 und 27 dem Kieferhöhlenboden am nächsten (im Durchschnitt nur etwa 1,3 mm Knochenschicht auf der Wurzelspitze des Zahnes, in rund 45% der Fälle beträgt diese Schicht weniger als 0,5 mm). Bei den 16 und 26 beträgt die trennende Knochenschicht 2,6 mm (in 30% der Fälle weniger als 0,5 mm) und bei den 15 und 25 bereits 2,9 mm (in 19% der Fälle weniger als 0,5 mm). Die häufigste Kieferhöhlenverwicklung geht nach statistischen Überprüfungen vom 6 aus (trotz größerer Entfernung vom Kieferhöhlenboden!). Gründe: Der 1. Molar hat weit gespreizte Wurzeln und erkrankt im Durchschnitt im Laufe des Lebens sehr frühzeitig an Karies. Der 2. Molar, der zuweilen nur 2 Wurzeln hat oder auch nur ein einziges Wurzelmassiv, steht ursächlich erst an 2. Stelle. Das Erregerspektrum bakterieller Infektionen der Nasennebenhöhlen verteilt sich nach SCHAAL (1970) wie folgt:

Plasmacoagulase positive Staphylokokken	42,5%
B. pyocyaneum	40,6%
Pneumokokken	10,2%
Coliforme Bakterien	10,2%
B. coli	7,5%
Hämolysierende Streptokokken	6,7%
B. proteus	5,1%
Aerobakter-Klebsiella-Gruppe	3,1%
Anaerobier	3,1%
Candidahefen	1,2%
Influenzabakterien	1,2%
Enterokokken	0,4%

■　　Symptome

Allgemein: Kopfschmerzen (Lokalisation des Schmerzes gibt im allgemeinen keinen Hinweis auf den Sitz der erkrankten Nebenhöhle). Kann vollständig, zumal bei chronischen Erkrankungen, fehlen. Zuweilen Kopfschmerzen zu ganz bestimmten Tageszeiten (Cephalaea), die sich periodisch zum gleichen Zeitpunkt wiederholen. *Kein Fieber*, wenn dennoch vorhanden, so ist es meist auf die Grundkrankheit (Grippe) oder eine Komplikation zurückzuführen, nicht auf die Nebenhöhlenentzündung. Gegebenenfalls einseitiger Schnupfen.

Für die Kieferhöhle gilt:
Starke Stirnkopfschmerzen, Zahnschmerzen (auch bei völlig gesunden Zähnen Reizung der durch die Kiefer-

35

3*

höhlenwände ziehenden Nn. alveolares superiores des N. maxillaris!). Bei dentogenem Kieferhöhlenempyem lassen die Schmerzen im Augenblick des Durchbruchs in die Kieferhöhle plötzlich nach. Chronische rezidivierende Entzündungen verlaufen oft schmerzfrei.

Für die Stirnhöhle gilt:
Kopfschmerzen fast ausnahmslos auch in chronischen Fällen vorhanden, häufig periodisch auftretend (Cephalaea). Zuweilen ödematöse Schwellung des Oberlides (bedenke Durchbruch!).

■ Diagnose

Für den Facharzt immer mit Sicherheit stellbar aus Anamnese, klinischem Befund (Eiter im mittleren Nasengang, Eiterstraße, entweder spontan oder nach Ansaugen), Röntgenbild und Probespülung (Spülung der Kieferhöhle vom unteren oder mittleren Nasengang, der Stirnhöhle nach BECK durch die knöcherne Vorwand). Die Antroskopie spielt in der täglichen Praxis keine entscheidende Rolle. In jedem Fall ist bei der Kieferhöhle eine genaue röntgenologische Zahnuntersuchung erforderlich, da dentogene Kieferhöhlenempyeme ohne Zahnsanierung nicht ausheilen. Stark fötider Eiter bei der Spülung spricht stets für eine dentogene Ursache. Zuweilen empfindet der Kranke selbst den üblen Geruch des Eiters, ohne daß die Umgebung etwas bemerkt (bei der Ozaena belästigt der üble Geruch die Umgebung des Kranken, ohne daß er selbst etwas davon wahrnimmt).

■ Differentialdiagnose

Schmerzen finden sich auch bei Neuralgien, bei Osteomen der Stirnhöhle und des Siebbeins und bei der Hyperostosis frontalis. Die beiden zuletzt genannten Krankheitsbilder sind röntgenologisch mit Sicherheit diagnostizierbar. Eine besondere Rolle spielen differentialdiagnostisch Schwellungen und Auftreibungen im Bereich der Stirn, des medialen Augenwinkels (mit und ohne Verdrängung des Bulbus

36

Tabelle 1: Auftreibungen und Schwellungen des Gesichtes

Auftreibungen und Schwellungen im Bereich:	Nicht entzündlicher Art		entzündlicher Art	
	Erwachsene	Kinder	Erwachsene	Kinder
der Stirnhöhlen und der Stirnbeine	Mukozele, Pneumosierung. Primäre bösartige Geschwülste äußerst selten	—	Durchbrüche von Stirnhöhlenempyem Osteomyelitis der flachen Schädelknochen Pyomukozele	—
des medialen Augenwinkels	Mukozele, Pyomukozele. Bösartige Geschwülste im Bereich des maxilloethmoidalen Winkels	Bösartige Geschwülste selten	—	Siebbeindurchbruch (Kinder unter 7 Jahre, Stirnhöhle noch nicht angelegt)
des Oberkiefers und des Gesichtes	Zahnzysten	Nasenrachenfibrom (nach Einwachsen durch die natürlichen Ostien, in Europa selten). Bösartige Geschwülste (selten)	Submuköser Abszeß eines Zahnes (häufiges Ereignis) Durchbruch aus der Kieferhöhle äußerst selten	Oberkiefer-Osteomyelitis (Säuglinge und Kleinkinder)

oculi) und des Oberkiefers. Um einen groben differential-
diagnostischen Anhalt zu gewinnen, ist es zweckmäßig,
zwischen nicht entzündlichen und entzündlichen Veränderungen zu unterscheiden. Darüber hinaus sollte eine Tren-
nung zwischen Kindern und Erwachsenen durchgeführt
werden. Tabellarisch zusammengefaßt ergibt sich dabei
folgende Übersicht (Tab. 1).

1.5.2.   Therapie

Im Vordergrund der Behandlung steht das *ständige Frei-
halten der Nebenhöhlenostien* durch eine intensive Abschwellung der Schleimhäute. Hierzu sind die verschiedenen
Imidazolinderivate in wäßriger Lösung (Otriven, Privin,
Nasivin, Tyzine, Rhinogutt) gut, weniger die ephedrin-
haltigen Präparate (Tecoryl) geeignet. Besonders zu empfehlen ist das *Otriven*, da bei dieser Indikation die Forderung
einer kurzdauernden Anwendung meistens zu gewähr-
leisten ist. Die Gefahr eines Mißbrauches ist hierbei geringer.
Unerläßlich ist speziell bei Kieferhöhlenempyemen die
routinemäßige Drainage der Nebenhöhlen durch Punktion
und anschließende Spülung. **Die Probespülung hat auch für
die Diagnose eine absolute Beweiskraft** (HAJEK, 1915).
An zweiter Stelle in der Behandlung der akuten Sinusitiden
steht die *antibiotische Allgemeinbehandlung*, die bei *nachgewiesener* eitriger Sinusitis stets durchgeführt werden
sollte (keine Behandlung von Bagatell-Naseninfekten!).
Am besten hat sich das Chloramphenikol bewährt.
In der Anfangsphase der Sinusitis unterstützen Analgetika
die Behandlung.
Häufig verordnete Inhalationen mit Dämpfen (Kamille,
ätherische Öle) haben nur eine psychologische Bedeutung.
Schon die normalen Ostien und erst recht Ostien mit ödematöser Schleimhaut stellen ein absolutes Passagehindernis
für Dampfinhalationen dar. Nur an der Nasenhöhlen-
schleimhaut sind solche Inhalationen wirksam.

1.5.2.1.   Abschwellende, wäßrige Nasentropfen

Vgl. Abschnitt Rhinitis acuta.

1.5.2.2. Punktion und Spülung der Kieferhöhle und Stirnhöhle

Stumpfe KH-Spülung der Kieferhöhle mit der Kanüle nach Siebenmann

1. Anästhesie und Abschwellung des mittleren Nasenganges mit grüngefärbter 2%iger Pantocainlösung (Hoechst). EMD 0,02! Zusatz von 0,1%iger Adrenalinlösung (Suprarenin. hydrochloricum solutum, Hoechst) in einer Konzentration von 1 Tr. auf 1 ml Anästhesieflüssigkeit. Die EMD von Pantocain 0,02 und von Adrenalin 0,001 sind zu beachten, d. h. es darf nicht mehr als 1 ml Pantocainlösung zur Resorption kommen. Deshalb wendet man in anderen Anwendungen (beispielsweise am Larynx) Pantocain in mehreren Etappen, auf 15—20 Minuten verteilt an.

Xylocain-Epinephrin 1%, Adrenalingehalt 1:100000
Xylocain-Spray (1 Sprühstoß = 10 mg Xylocain-Base).

Die Anästhesieflüssigkeit wird mit Spray, Watteträger oder Spritztupfer in den mittleren Nasengang gebracht. Nach 5 bis 10 Minuten Einwirkungszeit (bei Verwendung von Xylocitin schon nach $^1/_2$ bis 1 min) erfolgt die Punktion.

2. Punktion durch das Ostium maxillare und anschließende Spülung mit 50 bis 100 ml körperwarmer sterilisierter 0,9%iger NaCl-Lösung, ebenso weinrotgefärbte Kaliumpermanganatlösung. Wegen der Gefahr der Luftembolie nicht die Flüssigkeit anschließend mit Luft ausblasen.

Beachte Zwischenfälle: Undurchgängigkeit der Punktionsnadel, Emphysem und Infiltration der Orbita und Augenlider, Kollaps.

3. Gelegentlich, *nicht in allen Fällen*, anschließend Instillation von Chloramphenikol (Paraxin 5 ml/1 g, Paraxin-Paratampulle, Leukomycin 5 ml/1 g), Framycetin (Leukase-Plombe), Neomycin und Bacitracin (Nebacetin) oder Terramycin (Terracortril).

39

Scharfe Spülung der Kieferhöhle mit der Lichtwitz-Kanüle Penicillin

1. Anästhesie und Abschwellen des Daches des *unteren Nasenganges* mit Pantocain 2%ig oder Xylocain 1%ig (s. oben). Einbringen der Anästhesielösung mit Watteträger.

2. LICHTWITZ-Kanüle (10 bis 12 cm Länge, 1 bis 1,5 mm Durchmesser) etwa 3 cm vom vorderen Muschelrand entfernt unter Kontrolle des Nasenspekulums einführen. Anschließend Durchstoßen der lateralen Nasenwand. Spülung mit angewärmter, 0,9%iger, steriler NaCl-Lösung, Aqu.dest. oder weinrotgefärbter Kaliumpermanganatlösung (50 bis 100 ml). Flüssigkeit nicht durch Lufteinblasen anschließend entfernen (Luftemboliegefahr!). Wiederholung der Spülung im Abstand von ein bis mehreren Tagen, meist genügt eine etwa 3- bis 4malige Spülung. Bei Spülwiderstand evtl. zweite parallele Kanüle legen.
Beachte Zwischenfälle: Infiltration und Emphysem der Wangenweichteile, Emphysem der Orbita und Augenlider, Nasenbluten.

3. Instillation von Antibiotika (s. unter stumpfe Spülung).

1.5.2.3. Antibiotika

Paraxin-Dragees bzw. Kapseln zu 0,25; Paraxin 500 S- und 250 S-Kapseln (Boehringer)
Leukomycin-Dragees zu 0,25; Leukomycin-Kapseln zu 0,25; Leukomycin 500 S-Kapseln (Bayer)
Chloramphenicol „V" Heyl-Kapseln zu 0,25 (Heyl)

Breitspektrum-Antibiotikum aus Streptomyces venezuelae oder auch synthetisiert.
d-Thres-1-p-nitrophenyl-2-dichlorazetyl-amino-propandiol

I OP = 8, 16, 32 Stück (Chloramphenicol „V" Heyl)
16, 32 Stück (Leukomycin)
9, 18 Stück (Leukomycin 500 S)
8, 16, 36 Stück (Paraxin und Paraxin 500 S).

D. 4 × 2 bzw. 4 × 1 Drag. oder Kapseln gleichmäßig verteilt in 24 Stunden, insgesamt 6—8 Tage
Erwachsene 2,0/die (25 bis 30 mg/kg)
Kinder 50 mg/kg
Max. Gesamtdosis bei Erwachsenen 26,0 g, bei Kindern
von 1 bis 5 Jahren 13,0 g und bei Kindern von 6 bis 10 Jahren 21,0 g.

■   Wirkung

Nach oraler Applikation wird es zu 90% resorbiert, gute
Wirkung bei fast allen Nebenhöhlenempyemen, bakteriostatisch wirksam.

■   Nebenwirkungen

Hämatotoxisch in einer Häufigkeit von 1:40000 bis
1:100000. Auftreten verschiedenster Knochenmark-Stö-
rungen, bes. aplast. Anämien, Panzytopenien, Allergien.
Nach Absetzen der Therapie reversibel. Laufende Blutbildkontrolle erforderlich. Die hämatotoxischen Erscheinungen
können mit einer Latenz bis zu 6 Monaten auftreten. Siehe
auch unter Otitis media.

Penizillin

(Aquacillin comp., Depotpen. Prestule, N-Pc „aqu", N-Pc
„ol" Manole; Megacillin, Tardocillin).

Die Penizillinbehandlung der eitrigen Sinusitiden ist weniger gebräuchlich und weniger effektiv als die Chlorampheni-
kolbehandlung. Das dürfte daran liegen, daß in $1/4$ bis $1/3$
aller purulenten Nebenhöhlenentzündungen gramnegative
Erreger gefunden wurden. Penizillin soll für die Sinusitis
routinemäßig nur dann verordnet werden, wenn aus anderen Gründen eine Chloramphenikoltherapie kontraindiziert
ist.
Einzelheiten siehe unter Otitis media acuta.

1.5.2.4. Dampfinhalationen

Aerosol Spitzner (verschiedene ätherische Öle);
1 Eßl. auf 1 l Wasser
Kamillol (Extr. aus Arnika und Kamille);
1 Eßl. auf 1 l Wasser
Extr. Chamomill. fluid.;
1 Eßl. auf 1 l Wasser.

■ Wirkung

Mit den auf diese Weise auch zu Hause herstellbaren feuchten handwarmen Nebeln der Teilchengröße von 10 bis 15 μ werden die Nasenhöhlen gesäubert, antiphlogistische Wirkung durch die Azulene. Ätherische Öle erzeugen subjektiv ein angenehmes Erfrischungsgefühl. Die Nasennebenhöhlen werden davon nicht erreicht.

1.5.2.5. Kurzwellenbestrahlungen

Röntgenologisch sichtbare Schleimhautschwellungen, die nach einer akuten Sinusitis noch zurückbleiben, obwohl die Spülflüssigkeit klar ist, werden mit Erfolg durch Kurzwellenbestrahlungen nachbehandelt.

Beginn mit Stärke II, Dauer 3 min
Später mit Stärke III, Dauer 5 min
Insgesamt 6 bis 10 Bestrahlungen.

1.5.3. Literaturauswertung

Instillierte Sulfonamide oder Antibiotika bleiben meist mehrere Tage im Bereich der entzündeten Nebenhöhle liegen. Der Abtransport nicht resorbierten Materials ist behindert, da das Ostium durch die aufgequollene Schleimhaut praktisch verschlossen ist. DRETTNER (1965), ZIPPEL und MEIER (1968) stellten Widerstandserhöhungen am Ostium bei der akuten und chronischen Sinusitis fest. Man kann auch nach Instillation von Sulfonamiden in der Kieferhöhle noch nach Tagen diese Substanzen feststellen. LORBER (1968) sah nach Instillation von Aristoplomb® noch nach 4 Tagen stellenweise gröberes doppelbrechendes Fremdkörpermaterial in der Kieferhöhle.
Ein längerer Kontakt von Antibiotika oder Sulfonilamiden mit der entzündeten Nebenhöhlenschleimhaut ist therapeutisch oft er-

wünscht, soll sich aber nicht unbegrenzt ausdehnen, da unter anderem Fremdkörperreaktionen seitens der Schleimhaut beobachtet wurden (LORBER, 1968). Falls notwendig, ist die Instillationstherapie mit Sulfonamiden oder Antibiotika optimal, die mit parenteral applizierbaren Substanzen durchgeführt wird. Von den Antibiotikaanwendungen sollen alle Penizillininstillationen wegen der Sensibilisierungsgefahr unterbleiben. Dagegen kann Chloramphenicol (z. B. Paraxin®) mit deutlich geringerer Sensibilisierungsgefahr in dieser Applikation durchaus in die Nebenhöhlen gegeben werden.

Mikroskopischer Keimnachweis bzw. der Nachweis von Bakterienwachstum in der Kultur mit einem Antibiogramm empfehlen sich bei rezidivierenden akuten Sinusitiden, da die Skala der Erreger von grampositiven Kokken bis zu gramnegativen Stäbchen reicht (WIRTH, 1934; KESSLER, 1968; SCHAAL, 1970; MEINECKE, 1971). Dadurch lassen sich Resistenzen von vornherein feststellen und umgehen.

Zur Verflüssigung von Eiter und damit zur leichteren Passage des Ostiums tragen neuerdings empfohlene Fermentinstillationen bei. α-Chymotrypsin (LOTZ, 1969) und Neuramidasen (SCHÄTZLE, 1969) können mit dieser Indikation verwendet werden. MÜLLER und LOTZ (1970) führten in vitro-Spaltungsversuche von Substraten aus Kieferhöhlenspülungen bei Sinusitis maxillaris mit Hyaluronidase und α-Chymotrypsin durch und beobachteten einen weitgehenden Abbau von feinen Schleimpartikeln durch diese Proteasen, während grobe nicht angegriffen wurden. Therapeutisch optimal sei eine kombinierte Anwendung von Antibiotika- und Fermentinstillationen. Dazu ist beispielsweise Leukase geeignet. MÜNKER (1972) fand allerdings keinen Unterschied zwischen den Behandlungserfolgen mit und ohne Leukase bei 150 eitrigen Sinusitiden.

Lokalantibiotika im engeren Sinne wie Neomycin und Tyrothricin erscheinen für eine Instillationsbehandlung ungeeignet. Nach Instillation von Tyrothricin-Lösungen in die Stirnhöhle bei der Sinusitis frontalis wurden Parosmie und Anosmie, z. T. sogar toxische Meningitiden beobachtet (V. WASIELEWSKI und E. SCHÜTZE, 1967).

Auf die Möglichkeiten der Spül- und Instillationsbehandlung von Stirnhöhlenempyemen, speziell die Punktion nach BECK, wurde im Therapieschema nicht näher eingegangen, um keine Unübersichtlichkeiten entstehen zu lassen. Die gleichen Pharmaka, die zur Behandlung der Sinusitis maxillaris geeignet sind, dürfen auch in die Stirnhöhlen instilliert werden. Das gleiche gilt auch für die

Siebbeinzellen, die mittels der Verdrängungsmethode nach PROETZ (Zurückneigen des Kopfes, Einfüllen von 5 ml Flüssigkeit, während dem der Patient mehrmals „K" sagt, daraufhin das andere Nasenloch zuhalten und auf das gefüllte Nasenloch intermittierend einen negativen Druck von 180 mmHg mit dem POLITZER-Ballon einwirken lassen) mit Sulfonamiden oder Antibiotika beschickt werden können.

1.6. Rhinopathia allergica und Rhinopathia vasomotorica

1.6.1. Allgemeines

■ Definition

Eine allergische Rhinopathie liegt vor, wenn die entzündlichen Erscheinungen in der Nase mit großer Wahrscheinlichkeit durch eine Antigen-Antikörperreaktion ausgelöst werden. Läßt sich demgegenüber kein Anhalt für eine derartige Reaktion gewinnen, so spricht man von einer Rhinopathia vasomotorica. Beide Formen können sich überschneiden und darüber hinaus noch durch bakterielle und virogene Infektionen kompliziert sein, so daß im Einzelfall zuweilen eine genaue Unterscheidung nicht möglich ist.

■ Ätiologie

Die allergische Reaktion kann von Stoffen unterschiedlicher Herkunft ausgelöst werden. Um eine Ordnung in die Vielzahl der Stoffgruppen zu bringen, unterscheidet man am besten eine „saisonbedingte" und eine von der Jahreszeit unabhängige Allergie. Die saisonbedingte Allergie tritt im Frühjahr und im Frühsommer auf und wird als Heufieber oder gewöhnlich Pollinose bezeichnet. Ursache: Pollen von Gramineen, hauptsächlich Windblütler (etwa 250 Arten von etwa 1000 Formen). Nichtgräser in Mitteleuropa Linde, falsche Akazie, Ahorn, Eiche, Weide, Pappel. Fortdauer der allergischen Erscheinungen auch bei bloßem

44

Kontakt mit getrockneten Gräsern und Früchten (Heu, Gemüse, Früchte, Nüsse). In Europa gibt es eine Heufieber-
periode im Frühjahr bzw. im Frühsommer von Mitte Mai
bis Ende Juli, selten erstreckt sie sich in den Sep-
tember hinein. Die Blütezeit der verschiedenen Heufieber-
pflanzen ist landschaftlich je nach Höhenlage und klima-
tischen Bedingungen unterschiedlich, so daß die Haupt-
erkrankungszeiten innerhalb verhältnismäßig kleiner geo-
graphischer Gebiete in gewissen Zeiträumen wechseln. Die
Pollen werden außerordentlich weit vom Wind verweht (see-
wärts bis über 50 km) und bei entsprechenden Luftströ-
mungen sind sie noch in Höhen von 1200 bis 1800 m ebenso
dicht wie auf der Erde anzutreffen. Nicht in allen Teilen der
Erde sind die Erkrankungen an Heufieber gleich häufig.
In Japan und in Indonesien ist die Pollinose selten, während Nordamerika 3 Heufieberperioden im Verlaufe eines
Jahres kennt (Bäume und Sträucher im Vorfrühling, Gräser
im Sommer und Ambrosia- und Artemisiakraut im Herbst).
Da Pollen ausnahmslos durch die Atemwege in den Körper
eindringen, rechnet man sie zu den Inhalationsallergenen.
Die saisonunabhängige, das ganze Jahr über andauernde
allergische Rhinopathie wird durch verschiedenste Stoffe
ausgelöst und unterhalten: Hausstaub, Schuppen oder
Haare von Tieren – Katze, Hund – oder Mensch, Federn,
Schimmelpilzsporen, Kapokteilchen, Insekten, Blumen,
wie Primel, Blumenzwiebelschalen und feine in der Luft
fliegende Fasern von Platanen, Holzstaub verschiedener
Hölzer, Mehlstaub von bestimmten Mehlsorten, industriel-
ler Flugstaub, Staub von Leder, Drogen, Röstkaffee, Rhi-
zinusbohnen, Kosmetika und Kontaktinsektizide. Das
Allergen kann auch über den Magen-Darmkanal in den
Körper eindringen (sog. nutritive Allergene), Eiklar, Fisch,
Schalentiere, verschiedene Fleischsorten, Milch, Medikamente (Ipekakuanha, Penizillin). Zu erwähnen sind ferner
Allergene, die sich innerhalb des Körpers befinden: bakterielle Allergene und Eingeweidewürmer. Ursächlich
kommen außerdem Kälte- oder Wärmereize in Frage, insbesondere werden Anfälle durch Temperaturwechsel ausgelöst.

◼ Symptome

Behinderte Nasenatmung, meist stark wechselnd und besonders nachts abhängig von der Lage. Niesanfälle mit außerordentlich starker wäßriger oder auch wäßrig-schleimiger Sekretion. Kopfschmerzen (Vakuumkopfschmerz), Augentränen, Schwellung der Augenlider, Beeinträchtigung des Geruchssinnes, asthmatische Beschwerden, zuweilen auch Asthmaanfälle. Hautsymptome selten. Auftreten der Erscheinungen bei der Pollinose zwischen 10. und 15. Lebensjahr (um die Pubertät), danach allmähliche Zunahme der Beschwerden bis zum 40. Lebensjahr und mit steigendem Alter allmähliche Rückbildung.

◼ Diagnose

Pollinose: Typisches, jahreszeitlich gebundenes Krankheitsbild. Meist weiß der Patient bereits Bescheid, wenn er in die Sprechstunde kommt. Häufig Heuschnupfen in der Familie bekannt. Ortsbefund: In der Nase meist gering geschwollene (oder auch normale) Schleimhaut, mit blaß livid roter Färbung. Geringe Schleimhauthyperplasien an der unteren Muschel und gelegentlich kleine Polypen, Gewebs- und Bluteosinophilie. Zunahme der Beschwerden bei starker Exposition (Aufenthalt im Freien, Gehen über Wiesen, Auto- und Eisenbahnfahrten, trockenes Sonnenwetter), wenig Beschwerden bei geringer Exposition (etwa Aufenthalt in geschlossenen Räumen, Seefahrten in genügender Entfernung vom Land, feuchtes Regenwetter). Diagnostische Allergenextrakte (Allergie-Diagnostika „Südmedica"). Rhinitis allergica: Diagnostik in der gleichen Weise wie bei der Pollinose. „Expositions- und Enthaltungsversuch" wegen der Vielzahl der Allergene schwer durchführbar. Ausführung sog. Hautteste entweder nach Skarifikation oder intradermaler Injektion handelsüblicher Allergene oder als sog. Läppchenproben, bei denen das vermutete schuldige Allergen auf die äußere Haut aufgebracht wird. Über die Verläßlichkeit der genannten Hautteste bestehen aber unterschiedliche Meinungen, da die *Reaktionsfähigkeit der äußeren Haut* offenbar *nicht mit der Schleimhautempfindlichkeit gleichgesetzt* werden kann.

1.6.2. Therapie

Die *kausale Therapie* der Rhinopathia allergica besteht in der *Allergenkarenz und* der *spezifischen Desensibilisierung* mit ansteigenden Dosen des diagnostizierten Allergens. Die Allergenkarenz ist aus verständlichen Gründen schwer praktikabel und wird nur in Ausnahmesituationen und dann nur zeitlich begrenzt einmal durchführbar sein (Helgoland, Borkum, Hochgebirge).

Die zweite kausale Möglichkeit der spezifischen Desensibilisierung ist besonders für den außerordentlich hohen Prozentsatz der Pollinosen unter den allergischen Rhinopathien wertvoll. Durch Verabreichung ständig steigender Allergendosen, die noch zu keinen allergischen Krisen führen, wird die Bildung blockierender Antikörper angeregt. Diese Behandlung geht auf NOON (1911) zurück, sie hat wegen der zeitaufwendigen Applikationsmethode (es wurde die gesamte Vorsaison von Januar bis April dazu benötigt) und der manchmal bedrohlichen Schockreaktion noch keine allgemeine Verbreitung gefunden.

Neuerdings stehen Pollenmischextrakte mit Depoteffekt zur Verfügung, bei denen insgesamt 6 bis 8 Injektionen in Abständen von 3 bis 4 Wochen erforderlich sind. Wichtig ist der Hinweis, daß vor jeder Desensibilisierung die Testung auf Allergie mittels Hauttest zu erfolgen hat. Nach REMPT (1970) fallen bei Pollinose etwa 70% der Hauttests positiv aus.

Die symptomatische Therapie besteht in der Bekämpfung der klinischen Hauptsymptome: Hypersekretion, Niesanfälle und verlegte Nasenatmung der manifesten Rh. a. durch Antihistaminika, Imidazoline und Kortikoide.

1.6.2.1. Spezifische Desensibilisierung bei Pollinose

Allergie-Diagnostika „Südmedica" Pollen 1000 E/ml (Südmedica)

■   Zusammensetzung

Wäßrige Pollenextrakte 1000 E/ml. Die Extraktion geschieht in feststehenden Mengenrelationen zwischen Trokkensubstanz und Extraktionsmittel. Eine Einheit entspricht dem Extraktivstoff auf 1 Gamma Trockensubstanz-Pollen (standardisiert nach Noon-Einheiten). Die Pollenextrakte sind Gruppenextrakte von entweder Gräsern (einschl. Getreide), Blumen, Sträuchern oder Bäumen. Außerdem ist eine Kontrollflüssigkeit vorhanden.

Kutan-Probe

Auf der Streckseite des Oberarmes eine 1 cm lange oberflächliche Hautläsion durch Kanüle setzen. 5 cm darüber eine nächste, gleichartige Läsion. Auf die distale Läsion Auftropfen von 1 Tropfen der Kontrollflüssigkeit zum Ausschluß eines Plazeboeffektes. Auf die Läsion wird die Testflüssigkeit gegeben. Nach 10 bis 20 Minuten wird am Entstehen einer Quaddel die positive Reaktion abgelesen.

Intrakutan-Probe

Sie ist 100mal empfindlicher als die Kutanprobe. Von dem Extrakt werden 0,1 ml *intrakutan* injiziert (evtl. Tuberkulinspritze verwenden). Die positive Reaktion wird ebenfalls nach 10 bis 20 Minuten abgelesen.

Spezifische Desensibilisierung mit Mischpollen-Depotallergenen Allergie-Therapeutika „Südmedica" oder Allpyral (Allergopharma)

■   Zusammensetzung

Es handelt sich um Pollen von Gräsern, Kräutern und Stauden, Sträuchern und Bäumen, die mit Pyridinextraktion gewonnen wurden. Die Extrakte enthalten die Protein-, Kohlenhydrat- sowie die Lipoidfraktion, zur Erzielung des Depoteffektes sind sie an Aluminiumhydroxid komplex gebunden, in physiol. Kochsalzlösung suspendiert sowie durch Phenolzusatz haltbar gemacht (WÜTHRICH, 1970).

■   Dosierungsschema und Applikation

Subkutane Injektion am Arm
(im Gegensatz zur *Testung* mit *intrakutaner Injektion*)

48

Beginn mit 25 bis 50 PNU (Protein-Nitrogen-Units) im Januar, Injektionsabstände 2 bis 3 Wochen, Dosisverdoppelung nach jeweils dieser Zeit.

Insgesamt sind nur 6 bis 8 Injektionen erforderlich. Die Dosierung soll individuell erfolgen, wobei die Firmenangaben nur Richtwerte sein können. Nach jeder Applikation soll der Patient mindestens 30 Minuten lang unter der Aufsicht des Arztes sein.

■   Wirkung

Die neuerdings an Aluminiumhydroxid fixierten Pollen werden über einen Zeitraum von mehreren Wochen kontinuierlich an den Organismus abgegeben. Dadurch umgeht man die zeitaufwendige, bisher übliche Applikation von wäßrigen Extrakten in peinlich genau gesteigerten Dosen. Der desensibilisierende Effekt beruht auf der Bildung blockierender Antikörper durch Dosen, die keine allgemeine Schockreaktion auslösen. Zum Zeitpunkt der Gräserblüte findet der Kontakt des mit Antikörpern versehenen Patienten ohne klinische Erscheinungen statt. Die Erfolgsquote liegt bei etwa 80% (LOEWE, 1973).

■   Nebenreaktionen

Gelegentlich treten lokale Infiltrationen im Injektionsort auf, die harmloser zu beurteilen sind und sich am gleichen Patienten nicht regelmäßig wiederholen müssen. Bedenklicher sind die allergischen Symptome wie Tränenfluß, Übelkeit, Brechreiz, Asthmaanfall. Es wurden auch anaphylaktische Schockreaktionen beobachtet.

Sollten sich diese Erscheinungen ankündigen, so gehe man in Anlehnung an LOEWE (1973) nach folgendem sofort anzuwendenden Behandlungsschema vor:

1. Abbinden des Armes proximal von der Injektionsstelle.
2. Um- und Unterspritzung des Antigendepots mit 0,3 bis 0,5 ml Adrenalin (1:1000).
3. 0,5 ml Adrenalin (1:1000) in 20 ml 0,9% NaCl langsam i.v.
4. 50 bis 100 mg Solu-Decortin-H oder Ultracorten-H „wasserlöslich" i.v.

49

5. Tropf mit 500 ml 5% Glukose, dem 5 Amp. Noradrenalin (Arterenol) und 100 mg Solu-Decortin-H zugesetzt sind. Tropfenfolge nach Wirkung dosieren. Ständige Blutdrucküberwachung.
6. O_2-Maskenbeatmung.
7. Intubation oder Tracheotomie.

Bei Neigung zu Nebenreaktionen gibt man dem Patienten 1 Stunde vor der Allergeninjektion ein Antihistaminikum oder Prednisolon, bis die Dosissteigerung reaktionslos vertragen wird.

1.6.2.2. Spezifische Desensibilisierung bei Rhinopathia allergica ohne Pollengenese

■ Diagnostik

Der Kreis der in Frage kommenden Allergene ist durch eine genaue Anamnese (Abhängigkeit der Symptome von der Exposition) in Analogie zur Pollinose möglichst präzise einzuengen, da man unmöglich jeden Patienten mit allen Allergenen im Hauttest untersuchen kann. Es gibt folgende wäßrigen diagnostischen Allergenextraktgruppen, die ebenfalls von den Firmen Südmedica bzw. Allergopharma hergestellt werden: Epidermisbestandteile, Hausallergene, Fleisch, Fisch, Fette, Milch- und Eiereiweiß, Gemüse, Obst, Hülsenfrüchte/Zerealien, Bakterien-Allergene, Eingeweide-Würmer. Von jeder Gruppe ist eine Auswahl aus 4 bis 6 Untergruppen für die Diagnostik zu treffen. Im Testmodus bestehen keine prinzipiellen Differenzen zu dem Vorgehen bei der Pollinose.

■ Therapie

Bei Nachweis der Allergene wird anschließend mit den in den Stärken I bis III für die Therapie zur Verfügung stehenden wäßrigen Allergenextrakten desensibilisiert. Die Stärke II entspricht nach Angaben des Herstellers Südmedica der Konzentration des jeweiligen diagnostischen Extraktes. Stärke I stellt eine verdünnte Lösung von 1:10 dar, während Stärke III eine 10fach höhere Konzentration als Stärke II aufweist.

Folgendes Dosierungsschema hat sich bewährt:

1. 0,05 ml von Stärke I *subkutan*
2. 0,1 ml von Stärke I
3. 0,2 ml von Stärke I
4. 0,3 ml von Stärke I
5. 0,45 ml von Stärke I
6. 0,6 ml von Stärke I
7. 0,8 ml von Stärke I
8. 1,0 ml von Stärke I
9. 0,2 ml von Stärke II
10. 0,35 ml von Stärke II
11. 0,5 ml von Stärke II
12. 0,7 ml von Stärke II
13. 0,9 ml von Stärke II
14. 1,0 ml von Stärke II
15. 0,2 ml von Stärke III
16. 0,35 ml von Stärke III
17. 0,5 ml von Stärke III
18. 0,7 ml von Stärke III
19. 0,9 ml von Stärke III
20. 1,0 ml von Stärke III

Die Injektionen werden im Abstand von 3 bis 4 Tagen vorgenommen. Zur Wirkung und zu Nebenreaktionen s. unter 2.2.

1.6.2.3. Symptomatische Behandlung der Rhinopathia allergica

■ Antihistaminika

Pyribenzamin (Ciba)

N-Benzyl-N-(2-pyridyl)-N',N'-dimethylaethylendiaminhydrochlorid 0,05 je Tabl.

I OP = 20 Tabl.

D. 3- bis 4mal tgl. 1 Tabl. unzerkaut.

■ Wirkung

Das Antihistaminikum verdrängt durch die Antigen-Antikörperreaktion freigesetztes Histamin am Rezeptor des Gewebes durch Konkurrenz. Infolge einer chemischen Ähnlichkeit in der Seitenkette C—C—N wird dieser Effekt erzielt. Histaminfreisetzung und Abbau bleiben dagegen unbeeinflußt. Die individuelle Wirkung kann sehr unterschiedlich sein. Zum Ausgleich eines sedativen Effektes evtl. mit Pervitin kombinieren.

■ Nachteile

Sedative Nebenwirkungen, die besonders bei berufstätigen Menschen störend sind. Daneben können Stenokardien, Magen-Darm-Beschwerden und Miktionsbeschwerden auftreten.

Atosil (Bayer)

N-(2'-Dimethylamino-propyl)-phenothiazin 25 mg je Dragee, bzw. 5 mg je Teelöffel, bzw. 1 mg je Tr., bzw. 50 mg je Suppos.

I OP = 20 oder 50 Drag., 125 ml Sirup, 10 oder 50 ml je Tropfflasche bzw. 5 Supp.
D. 1- bis 3mal tgl. 1 bis 2 Drag., bzw. 1- bis 3mal 10 bis 25 Tr. oder 1- bis 2mal 1 Zäpfchen;
bei Schulkindern 1- bis 3mal je 1 bis 3 Teelöffel Sirup.

■ Wirkung

Konkurrierende Hemmung des freigesetzten Histamins. Wirkungsdauer durchschnittlich 4 bis 6 Stunden. Wegen sedierender Eigenschaften ist die Einnahme abends zweckmäßig. Im Tagesgebrauch kann eine sedierende Wirkung von Atosil durch gleichzeitige Coffein- oder Pervitinverabreichung abgeschwächt werden.

■ Nachteile

Sedierung der Patienten, Antriebsstörungen, depressive Verstimmung, orthostatische Kreislaufdysregulationen bei vegetativer Instabilität.

52

Omeril (Bayer)

3-N-Methyl-9-benzyl-1,2,3,4-tetrahydro-γ-carbolin-1,5-naphtalin-1,5-disulfonat 50 mg Base je Drag.

I OP = 20 Drag.

D. Erwachsene und Kinder über 10 Jahre 1- bis 3mal je 1 bis 2 Drag.
Kinder von 5 bis 10 Jahren tgl. 1- bis 2mal 1 bis 2 Drag.,
Kinder von 2 bis 5 Jahren 1- bis 3mal tgl. 1 Drag.

■　　　Wirkung

Siehe oben bei Atosil, im Vergleich zu Atosil nur geringe sedative Nebenerscheinungen bei ausgeprägtem Antihistamineffekt.

Soventol (Knoll)

N-Phenyl-N-benzyl-4-amino-1-methylpiperidin
0,05 je Tablette

I OP = 10 oder 20 Tabl.

D. Erwachsene 3- bis 4mal tgl. 1 bis 2 Tabl.,
Schulkinder 3- bis 4mal tgl. ½ bis 1 Tabl.,
Kleinkinder ½ Tabl., ev. 2- bis 3mal tgl.

■　　　Wirkung

Siehe oben bei Atosil bzw. Pyribenzamin.

■　　　Nachteile

Das Medikament ruft gelegentlich Müdigkeit hervor. In seltenen Fällen wurden zentrale Erregungszustände, Appetitlosigkeit und Muskelschwäche beobachtet.

Soventol C (Knoll)

Soventol (s. oben) 0,025 und β-Cyclohexylisopropylmethylamin 0,02 je Drag.

I OP = 10 oder 20 Drag.

D. 3- bis 4mal 1 bis 2 Drag.,
Kinder ab 6 Jahren 1 bis 2 Drag. pro die.

■　Wirkung

Siehe oben bei den anderen Antihistaminika. Zur Abschwächung des zentral sedierenden Effektes wird das Antihistaminikum in diesem Präparat mit dem gering zentral stimulierenden Propylhexedrin kombiniert.

■　Nachteile

Trotz des Propylhexedrinzusatzes kann gelegentlich über Müdigkeit geklagt werden. Besondere Vorsicht ist bei der Verordnung an Kraftfahrer geboten. Es gibt individuell große Schwankungen in der Ansprechbarkeit.

■　Glukokortikoide allgemein

Volon A 40 bzw. A 80 Kristallsuspension (Heyden)

16-α-Hydroxy-9-α-fluor-prednisolon (Triamcinolon)
40 mg Kristallsuspension in 1 ml (A 40) bzw. 80 mg in 2 ml (A 80)

I OP mit 1 Amp. zu 1 ml/40 mg (A 40) mit Einmalspr. oder mit 1 Amp. zu 2 ml/80 mg (A 80) mit Einmalspr.
D. Bei Erwachsenen zur Heuschnupfensaison in Intervallen von 3 bis 4 Wochen 1 Amp. Volon A 40 oder Volon A 80 intraglutäal. Die Injektionsabstände können je nach Wirkung individuell variiert werden.

■　Wirkung

Außerordentlich wirksame symptomatische Therapie. Sie ist für Patienten zu reservieren, bei denen die oben erwähnten kausaltherapeutischen Maßnahmen (insbes. Desensibilisierung mit Mischpollendepotallergenen) keinen Erfolg hatten. Die Applikation von Triamcinolon in Form einer Mikrokristallaufschwemmung garantiert einen meist mehrere Wochen anhaltenden Effekt. Es werden alle mesenchymalen Reaktionen gebremst. Der Austritt von Flüssigkeit aus den Kapillaren wird verhindert, obwohl Antigen-Antikörperreaktion und Histaminfreisetzung unbeeinflußt bleiben. Bei der Einschränkung der Ödembildung handelt es sich um eine zelluläre Wirkung.

■ Kontraindikationen

Magen-Darmulzera, schwere Osteoporosen, Psychosen, Herpes simplex, Herpes zoster, Varizellen vor und unmittelbar nach Schutzimpfungen, Diabetes mellitus, Tuberkulose, eitrige Augenentzündungen besonders im Corneabereich, Myasthenia gravis.

■ Nebenwirkungen

Resistenzminderung (vor Verabreichung eitrige Nebenhöhlenprozesse sanieren!). Magen-Darmulzera einschließlich ihrer Komplikationen. Bei Frauen, die keine Ovulationshemmer einnahmen, trat in der genannten Indikation mit etwa 4% Häufigkeit eine unregelmäßige und verstärkte Menstruation auf. Endokrine Störungen in Gestalt des CUSHING-Syndroms. Oft geben Patienten Appetitssteigerungen an und klagen über Schlaflosigkeit. Osteoporose, Manifestation eines latenten Diabetes mellitus.

■ Nachteil

Falls Nebenwirkungen auftreten, sind sie schwer zu beherrschen, da die Glukokortikoiddepotwirkung bis zur vollständigen Resorption des Depots anhält.

Deltacortril (Pfizer)
Hostacortin H (Hoechst)
Ultracorten H (Ciba)
Scherisolon (Schering)

$\triangle^{1,4}$-Pregnandien-17α, 21-diol-3,11,20-trion
($\triangle^1$-Dehydro-hydrocortison, bzw. Prednisolon) 5 mg je Tabl.

I OP = 20 Tabl. (Deltacortril)
10 und 20 Tabl. (Hostacortin H, Ultracorten H)
30 Tabl. (Scherisolon).

D. 1. Tag 40 mg = 8 Tbl.
   2. Tag 35 mg = 7 Tbl.
   3. Tag 30 mg = 6 Tbl.

4. Tag 25 mg = 5 Tbl.
5. Tag 20 mg = 4 Tbl.
6. Tag 15 mg = 3 Tbl.
7. Tag 10 mg = 2 Tbl.
8. Tag 5 mg = 1 Tbl.
9. Tag 5 mg als Dauertherapie für 3 bis 4 Wochen,
    bzw. solange die Heuschnupfenperiode anhält.

■   Wirkung

siehe oben bei Volon. Von Vorteil gegenüber Volon ist, daß
die orale Glukokortikoidverabreichung bei sich zeigenden
Nebenwirkungen jederzeit unterbrochen werden kann. Die
Dosen werden langsam gesenkt, um die ACTH-Eigen-
produktion wieder zu aktivieren.

■   Kontraindikationen und Nachteile

siehe oben bei Volon.

Glukokortikoide lokal (Nasentropfen)
Otricorten (Ciba)
Otriven-Millicorten (Ciba)
Nasicortin (Merck)

Otricorten enthält	0,05% Otriven und 0,01% Dexamethason
Otriven-Millicorten enthält	0,05% Otriven und 0,02% Dexamethason
Nasicortin enthält	0,05% Nasivin und 0,02% Dexamethason -21-tert. butylacetat

Otricorten	I OP = 10 ml oder Spray mit 10 ml Lösung
Otriven-Millicorten	I OP = 10 ml
Nasicortin	I OP = 10 ml

D. Nur für Erwachsene und Schulkinder 1- bis 3mal tgl.
2 bis 3 Tr. in jede Nasenhöhle bzw. 2- bis 3mal tgl. einen
Spray in jede Nasenhälfte.

■　　　　Wirkung

Komplexe Wirkung, die aus der vasokonstriktorischen
(siehe bei Otriven bzw. Nasivin) und der Glukokortikoid-
komponente (siehe oben) resultiert.

■　　　　Weckamine

Pervitin-Tabletten (Temmler)

D-1-Phenyl-2-methylaminopropan
Methamphetamin. hydrochloric.　　　3 mg

I OP = 30 Tabl. D. 2- bis 4mal tgl. 1 Tabl., nicht abends

Beachte:　　Medikament unterliegt der Betäubungsmittel-
　　　　　　verordnung, spezieller Rezeptblock ist zu ver-
　　　　　　wenden.

■　　　　Wirkung

Diese Therapie soll nur ausnahmsweise bei heftigen Anfäl-
len zur Anwendung kommen. Die antiallergische Wirkung
beruht auf einer geringen peripheren Vasokonstriktion und
auf einer intensiven zentralen Erregung einschließlich einer
psychisch bedingten Leistungssteigerung. Diesem Umstand
dürfte der Therapieerfolg zuzuschreiben sein.

■　　　　Kontraindikationen

Patienten mit Koronarerkrankungen oder Hypertonie,
psychopathische Personen wegen der Suchtgefahr.

■　　　　Nebenwirkungen

Schlaflosigkeit, Magen-Darm-Störungen, Herzklopfen.

1.6.3.　　　Therapie der Rhinopathia vasomotorica

1.6.3.1.　　Allgemeines

Das klinische Bild der Erkrankung unterscheidet sich nur
wenig von der typischen allergischen Rhinopathie. Ein

auslösendes Antigen läßt sich nicht bestimmen. E. H. MAJER führt als Ursache eine Gefäßunterfunktion der Schleimhaut an. Die therapeutischen Maßnahmen gleichen bis auf die kausale Desensibilisierung denen bei allergischen Rhinopathien. Deswegen kann auf eine ausführliche Darstellung der zahlreichen symptomatischen Therapiemöglichkeiten an dieser Stelle verzichtet werden. Sie sind dort nachzulesen. Ausdrücklich erwähnt seien die leichte psychogene Beeinflussung des Krankheitsverlaufs und die sich daraus ergebenden Anwendungsmöglichkeiten von Neuropsychopharmaka, wie z. B. von Neuroleptika. Die Behandlung mit Antihistaminika und Glukokortikoiden ist unter den Ziffern 1.6.2.3. näher erläutert.

1.6.3.2. Impletolbehandlung nach SCHÖLER und MAJER

Procain. hydrochlor.   0,04, Coffein.   0,028 je ml
I OP = 10 Amp. zu je 2 ml.

■   Applikation

Intrakutane Quaddelbildung mit 0,2 bis 0,3 ml beiderseits über der Mitte des Jochbeines und infraorbital über der A. angularis.

1. Woche 3mal
2. Woche 3mal
3. Woche 2mal   je 4 Quaddeln in die beschriebenen
4. Woche 1mal   Regionen.
5. Woche 1mal

■   Wirkung

Nach Ansicht der Autoren kann der Erregungsablauf zur Änderung der Nasensekretion anatomisch über folgenden Weg gehen:
N. zygomaticotemporalis – N. maxillaris – Nucleus terminalis im Hirnstamm. Von dort ziehen Fasern zum Ganglion pterygopalatinum, das Sekretion und Schwellung der Schleimhäute steuert.

58

Andererseits wird die Erregung sympathischer Fasern, die die Arterien begleiten, diskutiert.

■ Nachteile

unbekannt.

1.6.3.3. Tranquillantien

Miltaunetten (Lederle)

Meprobamat. 0,2 je Tabl.

I OP = 20 Tabl. D. 3mal tgl. 1 Tabl.

■ Wirkung

Leichte affektive Entspannung mit begleitender Müdigkeit. Überschießende und belastende affektive Äußerungen sollen vermieden werden, da sie starke Rückwirkungen auf den Schwellungszustand der Nasenschleimhäute haben können („nasale Reflexneurose").

■ Nachteile

Beeinträchtigung der Arbeitsfähigkeit durch Müdigkeit. Urtikaria bei $1/3$ bis 50% der Patienten. Bronchospasmen, Kopfschmerzen, Temperaturerhöhungen.

Librium 5 oder Librium 10 (Roche)

Chlordiazepoxid. 0,05 je Drag. bzw. 0,01 je Kapsel

I OP = 20 Drag. zu 5 mg bzw. 20 Kaps. zu 10 mg.

■ Wirkung

Angriffspunkt liegt im limbischen System, starke affektive Entspannung, dadurch gute Beeinflussung der nasalen Reflexneurose. Wirkung klingt erst nach 3 bis 5 Tagen ab.

■ Nachteile

Müdigkeit (wichtig im Straßenverkehr), Appetitsteigerung, Hauterscheinungen, Schwindel, Benommenheit, Ataxie, Halluzinationen besonders in Kombination mit Alkohol.

1.6.4. Literaturauswertung

Die spezifische Behandlung der Rhinopathia allergica durch Desensibilisierung ist zeitaufwendig, kostspielig und außerdem mitunter nicht ganz ungefährlich durch auftretende Schockreaktionen (SCHÖLER, 1968; MAJER, 1969). Der langwierige Applikationsmodus wird durch Entwicklung von Depotallergenen, bei denen das Pollenprotein an Aluminiumhydroxyd gebunden ist, weitgehend vereinfacht. Mischpollen-Depotallergene müssen zur Desensibilisierung weniger häufig injiziert werden (MACLACHLAN, 1969). Andere Wege betreten LICHTENSTEIN, NORMAN und WINKENWERDER (1968), die einzelne Antigene (z. B. Antigen E aus Ambrosiapollen) isolieren und diese isolierten Antigene vor der Saison injizieren. Auch hier fällt auf, daß gute therapeutische Resultate erst im 3. und 4. Behandlungsjahr zu verzeichnen sind.

Solange diese kausalen Therapievorschläge noch nicht weiter ausgebaut sind, müssen die zahlreichen, zwar etwas polypragmatisch anmutenden, aber doch wirksamen symptomatischen Therapiemöglichkeiten beachtet werden (KUSCHINSKY, 1966).

Übereinstimmend wird in der Literatur über gute Resultate mit Antihistaminika und Glukokortikoiden berichtet (FOWLER, 1951; BEHCET-TEZEL, 1955; MAJER, 1958, 1964, 1969; LEOPOLD, GILDAY und SPARKS, 1968; BREUNINGER, 1961; MILLARD, 1965; SCHWARTZ und LEVIN, 1964; LANGE, 1970).

Nach MAJER (1969) bewirkt die Kortikosteroidbehandlung einen Rückgang des Ödems, eine Verdichtung des Stromas und ein Verschwinden der eosinophilen Zellen. Die Vorstellung über die Wirkung von Antihistaminika lassen sich am Pathomechanismus der Pollinose verständlich machen. Bei der Antigen-Antikörperreaktion wird ein Enzym bereitgestellt, das die in der Submukosa der Nasenschleimhaut liegenden Mastzellen degranuliert und an sie gebundenes Histamin freisetzt (DOLOWITZ, HECKER und KELLER, 1967). Jenes soll nach einer Hypothese von EYRING und DOUGHERTY (1955) als Chelat wirken, das ohne Ionenverschiebung Natrium in die Zellen zu transportieren vermag. Die betroffenen Zellen – u. a. die Endothelien – nehmen daraufhin reichlich Wasser auf, bis sie bersten. Die Folge ist eine Erschlaffung der kontraktilen Elemente der Kapillaren und ein gesteigerter Flüssigkeitsaustritt aus diesen. Der Effekt der Antihistaminika beruht auf einer kompetitiven Hemmung des Histamins infolge struktureller Ähnlichkeit. Der Antihistamineffekt ließ sich quantitativ im Gewebe an der Zunahme der Mastzellen, die bei der Pollinose stark vermindert sind, nachweisen (MESSERKLINGER, 1968; HUSSAREK und NEU-

HOLD, 1960; HLAVACEK und LOJDA, 1964; PUSKAS, MODIS, JA-
KABFI und KOSA, 1969).

Therapeutische Schwierigkeiten ergeben sich insbesondere bei der
nichtsaisonalen vasomotorischen Rhinopathie dadurch, daß beim
einzelnen Kranken mehrere ursächliche Komponenten wie Allergie,
Disposition und Infekt zusammentreffen können. Auch dürfen
mögliche Arzneimittelnebenwirkungen als Ursache der vasomotorischen Rhinopathie nicht unerwähnt bleiben. An sie wird gelegentlich nicht gedacht, obwohl sie durch Absetzen des Arzneimittels
therapeutisch am einfachsten zu beeinflussen sind. Mit etwa 20%
Häufigkeit ist eine vasomotorische Rhinopathie zu erwarten, wenn
Hypertonie- bzw. Psychosepatienten mit Reserpin behandelt werden. Nach Beobachtungen von SCHREIBER (1973) können ebenso
Ovulationshemmer mit überwiegender Östrogen- bzw. Gestagen-
wirksamkeit diese Erscheinungen hervorrufen (Anovlar®, Neo-
gynon®, Ovular®, Eugynon®, Stediril®; Oracyclin®, Ovanon®,
Anovulen®). Vor allem Frauen mit allergischer Diathese sind gefährdet. Die Therapie der Wahl besteht im Absetzen des Medika-
mentes, wodurch die Beschwerden nach einiger Zeit vollständig
verschwinden. Präparate mit neutraler Östrogen-Gestagenwirkung
(Oracyclin®, Ovanon®, Anovulen®) stellen dann in solchen Fällen
nur einen unbefriedigenden Kompromiß dar, da sie, wenn auch in
geringerem Maße, ebenfalls diese Nebenwirkungen zeigen.

1.7. Rhinitis atrophicans (ohne oder mit Foetor, Ozaena)

1.7.1. Allgemeines

■ Definition

Die Rhinitis atrophicans ist eine diffuse Erkrankung der
Nasenschleimhaut, in deren Gefolge sich die Nasenhöhle
durch Atrophie aller Bauelemente der inneren Nase
(Schleimhaut, Drüsen, Knochen) abnorm vergrößert. Gleichzeitig wird ein dickes, zu Krusten- und Borkenbildung
neigendes Sekret abgesondert, das bei der Ozaena von üb-
lem Geruch ist (Stinknase). Das Zylinderepithel der respiratorischen Schleimhaut wird in Plattenepithel umgewandelt.

■ Ätiologie

Nicht bekannt. Gesichert ist, daß das Leiden auf erblicher
konstitutioneller Basis beruht. Zahlreiche Hypothesen:

61

Infektion (Bacterium mocusum ABEL-LÖWENSTEIN, Bacillus PERZ-HOFER, Fäulnisbakterien der Proteusgruppe, Korynebakterien), endokrine Störungen im Hypophysen-Thalamussystem, neurotrophische Störungen (Veränderungen im Ganglion pterygopalatinum). Die Erkrankung tritt selten vor dem 4. Lebensjahr auf, im allgemeinen manifestieren sich die Erscheinungen im Verlaufe der Pubertät. Nach dem 30. Lebensjahr entwickelt sich eine Ozaena äußerst selten. Die Erkrankungshäufigkeit ist beim weiblichen Geschlecht etwas größer als beim männlichen.

■ Symptome

Krusten und Borken von grau-grüner Farbe in der Nase, gegebenenfalls mit Ausdehnung auf Epipharynx und Mundrachen. Laryngotracheitis sicca. Beeinträchtigung des Geruchs. Kopfschmerzen. Behinderte Nasenatmung, wenn die Nase vollständig mit Borken verstopft ist. Bei der Ozaena starker, die Umgebung belästigender, süßlicher aashafter Geruch (Hauptklage), häufig mit Nebenhöhlenentzündungen (Kieferhöhlenempyem).

■ Diagnose

Keine besonderen Schwierigkeiten bei rhinoskopischer Betrachtung der Nasenhöhle nach Entfernung der Borken. Der Fötor ist für die Stinknase kennzeichnend.

■ Differentialdiagnose

Verwechslungen sind vorgekommen mit stinkendem Kieferhöhlenempyem, Fremdkörper, Lues (ozaenaartige Erscheinungen bei Kleinkindern und einseitige Erkrankungen des Erwachsenen sind stets luesverdächtig).

1.7.2. Therapie

Es gibt wohl kaum eine Erkrankung, zu deren Behandlung mehr pharmakologisch verschiedenartige Stoffgruppen herangezogen worden wären, als bei Rhinitis atrophicans. Diese therapeutische Unsicherheit leitet sich aus der noch nicht hinreichend erforschten Ätiologie und Pathogenese dieser Erkrankung ab. Anscheinend tritt allerdings die Rhinitis atrophicans *seit 5 bis 10 Jahren weniger häufig auf* JAKOBI (1964, 5 Erkrankungen auf 10000 HNO-Patienten; LEGLER 1968), so daß man in der täglichen Praxis doch seltener diesen schwierigen therapeutischen Problemen gegenübersteht. Die *Behandlung* richtet sich *symptomatisch* gegen die Hauptbefunde: Schleimhautatrophie, Austrocknung, Borkenbildung, eitrige Sekundärinfektion mit dem Foetor durch zuerst immer konservativ-medikamentöse und in späteren Stadien chirurgische Maßnahmen.

Wir führen nur Behandlungsvorschläge an, die zu einem hohen Prozentsatz einen günstigen Einfluß haben. Das Therapieschema gliedert sich nach der Applikationsmethode in eine lokale und in eine allgemeine Behandlung. Die lokale Verabreichung bevorzugt ölige (Pflanzenöle, kein Paraffinum liquidum wegen der schlechten Emulgierbarkeit) und visköse Trägermedien, um einen hinreichend langen Kontakt mit der Schleimhaut zu haben. Der Zusatz *vasokonstriktorischer Stoffe* ist *kontraindiziert,* um die ohnehin schon minderdurchblutete Schleimhaut nicht noch mehr zu schädigen.

1.7.2.1. Mechanische Reinigung der Nasenhöhle (GOTTSTEIN-F-Sonde)

Entfernung von festhaftenden Borken und Eiter mit der Pinzette, da der Schneuzvorgang dazu nicht ausreicht. Mit Hilfe der GOTTSTEIN-Sonde kann der Patient eine mechanische Säuberung der Nasenhöhlen allein vornehmen. Ein tief in die Nasenhöhle eingeführter gerader Watteträger bleibt so lange liegen, bis sich die Borken daran festgesaugt haben. Eventuell sollten anschließend Rhino-Vasogen oder Vitamin-A-haltige Nasentropfen eingeträufelt werden.

1.7.2.2. Hypertone Lösungen

Rp. Sol. glucos. 10%   100,0

D. mehrmals täglich 3 bis 4 ml in die Nasenhöhle tropfen.

Rp. Sol. natr. chlorat. 10%   100,0

D. mehrmals täglich 3 bis 4 ml in die Nasenhöhle tropfen.

■ Wirkung

Hypersekretion durch osmotischen Reiz.

1.7.2.3. Vitamin-A-Nasentropfen

Rp. Axerophthol.   50 000 IE
Menthol.   0,1
Ol. oliv.   ad 30,0

D. 3mal tgl. 3 bis 4 Tr. in jedes Nasenloch.

■ Wirkung

Nach guten therapeutischen Erfahrungen konnte im Experiment eine Sekretionssteigerung unter dem örtlichen Einfluß von Vitamin A nachgewiesen werden. Beeinflussung des Stoffwechsels der Epithelzelle wird angenommen, keine Substitutionstherapie einer nicht nachweisbaren Hypovitaminose.
Ölige Lösung → lange Verweildauer → längeres Angebot zur Resorption. Menthol ist zur Geruchskorrektur wegen des Fischgeruchs erforderlich. Behandlungsdauer 3 Wochen, mehrmals im Jahr.

■ Nachteile

nicht bekannt, Hypervitaminose bei nasaler Applikation in dieser Dosis nicht zu befürchten.

1.7.2.4. Gefäßerweiternde Mittel

Sedaraupin (Boehringer) **oder Serpasil** (CIBA)

Reserpin. 0,00025 je Tabl. bei Serpasil bzw. 0,0002 bei Sedaraupin

I OP = 20 Tabl. D. 4mal tgl. 1 Tabl.

■ Wirkung

Verminderung des Noradrenalingehalts postganglionärer sympathischer Nervenenden, dadurch in seiner peripheren Wirkung indirekt sympathikolytisch. Es wurden unter dem Einfluß von Reserpin eine vermehrte Gefäßzeichnung und stellenweise Ödem in der Schleimhaut festgestellt. Schleimhautschwellung stellt sich im Verlauf der 1. Behandlungswoche ein. Behandlungsdauer 3 bis 4 Monate.

■ Nebenwirkungen

Hypotonie, Bradykardie, Durchfälle, Erhöhung der Magensaftproduktion, Azidität, in einigen Fällen Magenblutungen. Schwächegefühl, bei 10 % der Patienten depressive Zustände.

Neoeserin-Nasentropfen

Dimethylkarbaminoyl-oxyphenyl-trimethylammonium-bromatum

Rp. Sol. neostigmin. bromat. 1:2000   30,0
D. 4mal tgl. in jedes Nasenloch 3 bis 4 Tr.

■ Wirkung

Azetylcholinesterasehemmung an den postganglionären parasympathischen Fasern, dadurch tritt in der Schleimhaut der Nase praktisch eine Azetylcholinwirkung ein: Gefäßerweiterung, Schleimbildung in den Becherzellen, rasche Entleerung der zur Sekretion bereiten Epithelabschnitte.

■ Nachteile

Ständige und zu häufige Instillation.

1.7.2.5. Adstringierung der Schleimhaut

Jodhaltige Nasentropfen

Rp. Solutio jodi DAB 7   5,0
Aqu.   ad 50,0

65

Solutio jodi DAB 7 enthält Kalijodid 100 Teile, Jodum 50 Teile und Aqu. 850 Teile und entspricht der „LUGOL"schen Lösung. D. Nasentropfen 1mal tgl. 4 bis 5 Tr. in jedes Nasenloch.

■ Wirkung

Durchblutungsförderung der Schleimhaut durch Reizwirkung. Desinfizierender Effekt auf die bei Rhinitis atrophicans nachweisbaren Keime: Bacterium mucosum, Bact. proteus, Corynebacterium.

■ Nachteile

Chron. Intoxikation (Jodismus) mit entzündlicher Reizung der Schleimhäute (Konjunktivitis, Bronchitis), auch entzündliche Reaktionen in der Nasenschleimhaut.

1.7.3. Literaturauswertung

Es gibt im wesentlichen zwei Möglichkeiten, wie man die abnorme Erweiterung des Nasenlumens infolge Atrophie der Nasenschleimhaut und die Austrocknung medikamentös günstig beeinflussen kann:

1. Erzeugen von Vasodilatation durch Sympathikolytika (HAGER 1956; RIBARI, 1960; BREUNINGER, 1967). Dihydroergotamin in lokaler Applikation dosisabhängig, Reserpin per os.
2. Steigerung der Sekretion durch hypertone Kochsalz- oder Glukoselösungen und durch Vitamin-A-haltige Nasentropfen (BREUNINGER, 1960).

Diese beiden Möglichkeiten sind experimentell gesichert und haben sich klinisch bewährt. Hypertone Lösungen sollen nach PROETZ (zit. bei BREUNINGER, 1967) nicht das Fünffache der normotonen Lösungen übersteigen, da ansonsten Schädigungen des Ziliarapparates auftreten. Diese Grenze kann bei der Rhinitis atrophicans durchaus noch etwas überschritten werden, da erfahrungsgemäß die atrophische Schleimhaut nicht so vulnerabel ist wie das normale, intakte Epithel. 10%ige Lösungen sind vorzuschlagen (LEGLER, 1968).
BREUNINGER (1960) konnte gute Behandlungsergebnisse mit lokaler Vitamin-A-Applikation experimentell bestätigen. In Abhän-

66

gigkeit von verschiedenen Konzentrationen des Vitamins fand er eine Sekretionszunahme der Schleimhaut. 15 Stunden nach der letzten Verabreichung wurde das von Papierblättchen aufgesogene Sekret auf der unteren Muschel gravimetrisch bestimmt. Ausgeschlossen wurden unspezifische Reizwirkungen und ein Effekt des Trägermediums Olivenöl. Der Effekt sei auf eine Beeinflussung des Stoffwechsels der Epithelzellen, nicht auf eine Substitutionstherapie einer nicht nachweisbaren Hypovitaminose zurückzuführen.

Wie schon früher erwähnt, findet man im Schrifttum alle möglichen weiteren Therapievorschläge. Folgende halten einer kritischen Prüfung nicht stand (BREUNINGER, 1967): Panthotensäure (5%ige Emulsion) brachte keine objektive Besserung anhand von Sekretionsmessungen. β-Pyridyl-carbinol (Nikotinsäurederivat) bewirkte keine meßbare Anschwellung der Nasenschleimhaut. Prednisolon-Lösungen (0,1 bis 1%) führen dosisabhängig zur Sekretionsverminderung statt zum gewünschten Sekretionsanstieg. Andere Pharmaka, wie Vitamin B, C, D und E, Hypophysen- und Ovarialhormone, Serum- und Vakzinetherapie haben die in sie gesetzten Hoffnungen nicht erfüllen können. Antibiotika wie Tyrothrizin, Terramyzin, Chloramphenicol und Aureomyzin beseitigen die eitrige Sekretion während der Zeit der Einnahme. Nach Absetzen der Therapie, und die Applikationsdauer ist aus pharmakologischen Gründen bei allen Antibiotika begrenzt, setzt die eitrige-foetide Sekretion wieder ein.

67

2. Erkrankungen der Mundhöhle

2.1. Soor der Mundhöhle (Candidiasis)

2.1.1. Allgemeines

■ Definition

Die Candidiasis der Mundhöhle besteht in dem Auftreten
von abschiebbaren, weißen, umschriebenen oder flächen-
haften Schleimhautauflagerungen.

■ Ätiologie

Ursache sind die fakultativ pathogenen Mikroorganismen
Candida albicans, C. tropicalis, C. krusei u. a., die in der
Mundhöhle von etwa 50% aller Menschen normalerweise
vorkommen. Unter dem Einfluß verschiedener Faktoren,
wie Diabetes mellitus, Marasmus, Alter, Infekte, Gravidität
sowie iatrogen durch Antibiotika-, Immunsuppressiva- oder
Glukokortikoid-Therapie rufen die vorhandenen Hefen erst
die typischen Schleimhautveränderungen vor, so daß dann
von der Soor-„Krankheit" gesprochen werden kann
(SCHUERMANN, 1958). Die pathognomonisch wichtigen Antibiotika erzeugen entweder direkt pathogene Mutanten der

saprophytären Flora in der Mundhöhle oder wirken indirekt
auf dem Wege eines Infektionswechsels.

■ Symptome

Beim Säugling weiß-gelbe, stecknadelkopf- bis linsengroße
Beläge auf der geröteten Schleimhaut, anfangs festhaftend,
später leicht abwischbar. Beim Erwachsenen schneeweiße
bis graubraune verfärbte Flecke, die zu einem Rasen zusammenfließen können.

■ Diagnose

Sie bereitet auf Grund des typischen Bildes keine Schwierigkeiten. Zusätzlicher mikroskopischer und kultureller
Pilznachweis sind erforderlich, bedürfen aber einer besonders kritischen Bewertung (s. o. bei Ätiologie). Eine Ausbreitung auf die angrenzenden Schleimhäute des Öso-
phagus, des Magen-Darm-Kanals, des Kehlkopfes, der
Nase und des Nasenrachenraumes ist möglich.

■ Differentialdiagnose

Man beachte, daß die Candidaausbreitung in der Mundhöhle
vielfach nur die Begleiterscheinung einer Allgemeinerkrankung ist.

2.1.2. Therapie

Früher wurde die Candidiasis der Mundhöhle ausschließlich
mit Boraxglyzerin (20%) oder LUGOLscher Lösung lokal
behandelt. Seit der Entdeckung von Nystatin im Jahre
1950 steht ein nahezu ideales Antibiotikum für diese Indikation zur Verfügung.

Moronal-Suspension (Heyden)

Antibiotikum aus Streptomyces noursei
Nystatin 100000 IE je ml bzw. 500000 IE je Drag.

I OP = 12 ml oder 24 ml Suspension = 12 Drag.

D. Säugling und Kleinkind: 4- bis 6mal tgl. 1 ml im Mund verteilen.

Erwachsene: 3- bis 4mal tgl. 1 Drag. im Mund zergehen lassen für 7 bis 10 Tage.

Wirkung

Fungistatische Wirkung zur Therapie von oralen Mykosen gut geeignet, da das Mittel kaum resorbiert wird. Gelegentlich kommen primärresistente Hefen vor.

Beachte: Eine etwa laufende Antibiotikatherapie ist abzubrechen.

■   Nebenwirkungen

Gute Verträglichkeit. Nur sehr selten Nausea, Erbrechen und Durchfälle.

2.2.   Stomatitis aphthosa

2.2.1.   Allgemeines

■   Definition

Die Stomatitis aphthosa besteht in dem stürmischen oder schubweisen Auftreten einer oder mehrerer schmerzhafter Erosionen im Mundschleimhautbereich.

■   Ätiologie

Infektion mit dem Herpes-simplex-Virus.

■   Symptome

Rundliche, schmerzhafte, oberflächliche Erosionen mit weißlichem oder grau-gelblichem Grund, die bevorzugt Wangenschleimhaut-Zahnfleischumschlagfalte, Zungenrand, Zungenunterseite sowie das Zungenbändchen, gelegentlich auch den vorderen weichen Gaumen befallen.

Der Rand der Erosionen ist zirkulär hyperämisch. Regionäre Lymphknotenschwellung in der Submandibularisloge.

■ Diagnose

Nicht schwierig bei genauer Betrachtung.

■ Differentialdiagnose

Bednarsche Aphthen:	mechanisch ausgelöst und bakteriell infizierte Schleimhautnekrosen
Aphthosis (Touraine):	herdförmige, gefäßbedingte Nekrosen mit diffuser Stomatitis, Kopfschmerzen, Fieber, allgemeines Krankheitsgefühl
Chron. rezidivierende Aphthen:	ähnliche Veränderungen wie bei Stomatitis aphthosa, jedoch unklare Ätiologie, wahrscheinlich unregelmäßig dominant vererblich
Zoster:	halbseitige erosiv-aphthöse Veränderungen
Bullöses Arzneimittelexanthem:	Blasen und Erosionen der Lippen- und Mundschleimhaut
Pemphigus vulgaris chronicus und Pemphigus foliaceus:	Blasen der Mundschleimhaut lediglich oberflächliche Erosionen

2.2.2. Therapie

Die Behandlung ist symptomatisch und richtet sich gegen die schmerzhaften, oberflächlichen Erosionen in der vorderen Mundhöhle, die mit Foeter und Speichelfluß verbunden sind.

Die Therapie besteht in einer adstringierenden und desinfizierenden Lokalbehandlung. Zur Erleichterung der Schmerzen während des Essens ist eine Oberflächenanästhesie der Schleimhaut erwünscht.

Antibiotika sind nicht erforderlich.

2.2.2.1. Adstringentien und Desinfizientien

Tinct. Myrrhae und Tinct. Ratanhiae

Tinct. Myrrhae
Tinct. Ratanhiae   **aa** 15,0

D. 10 Tr. auf 1 Glas Wasser zur Mundspülung oder unverdünnt die Herde mit einem Watteträger betupfen.

■   Wirkung

Eiweißfällung in den obersten Wundbereichen, Schrumpfung der Schleimhautoberfläche. Abstoßung der obersten Wundschichten und dadurch auch der Bakterien.

Salbeiblätter

Rp. Fol. Salviae   50,0

D. als Aufguß 2 Eßl. auf $^{1}/_{2}$ l Wasser, mehrmals tgl. zur Mundspülung.

■   Wirkung

Eiweißfällung und Blutgerinnung in den Schleimhauterosionen. Dadurch wird eine Abdichtung des Gewebes bewirkt. Schrumpfung der Schleimhautoberfläche.

Aqua gargarismata SR

Sol. Hydrogen. peroxydat. dilut.   180,0
Sol. Alumin. aceticotartaric.   ad 200,0

D. 1 Eßl. auf 1 Glas Wasser zur Mundspülung mehrmals tgl.

■   Wirkung

Desinfizierende und desodorierende Wirkung von Wasserstoffperoxyd beruht auf der Abspaltung von Sauerstoff durch die Katalase des Blutes und Gewebes.

Aluminium aceticotartaricum (essigsaure Tonerde) hat vorwiegend adstringierende, weniger eine desinfizierende Wirkung.

■ Nebenwirkung

Bei lokaler Applikation in der Mundhöhle und richtiger Verdünnung kaum zu befürchten.

Sol. arg. nitric. 5% 10,0

D. 10,0 2mal tgl. Betupfen der Aphthen.

■ Wirkung

Eiweißfällung in der oberflächlichen Erosionsschicht.

2.2.2.2. Lokalanästetika und Desinfizientien

Xylocain Viscös 2% (Pharma-Stern)

α-Diäthylamino-2',6'-acetoxylidid HCl 0,02 in 1 ml
Carboxymethylcellulose 0,025 in 1 ml

I OP = 100 ml
D. 3- bis 4mal tgl. 1 Teelöffel voll in den Mund nehmen und einige Minuten einwirken lassen.

■ Wirkung

Schleimsalbe auf der Basis eines hochmolekularen Stärke-abbauproduktes. Oberflächenanästhesie der Schleimhaut durch reversible Lähmung der Nervenendigungen (Hemmung der bei der Erregung erhöhten Kationen-Permeabilität der Zellmembran).

■ Nebenwirkungen

Bei Überdosierung zunächst Erregungserscheinungen am ZNS (Tremor, klon. Krämpfe) danach zentrale Lähmungen.

73

Iversal (Bayer) und Iversal A cum anaesthetico (Bayer)

1,4 Benzochinon-guanylhydrazon-thiosemicarbazon-Monohydrat
0,01 in 1 Tabl. Iversal
Iversal 0,01 und p-Hydroxybenzoesäurepropylester 0,01 in 1 Tabl.
Iversal A cum anaesthetico

I OP = 20 Tabl.
D. 3- bis 5mal tgl. 1 Tabl. langsam im Mund zergehen lassen.

■   Wirkung

Starke Hemmwirkung gegen einige Streptokokken und
gegen Pneumokokken in vitro und in vivo.

■   Nachteile

Bei fortgeschrittenen Entzündungen im Mesopharynx-
bereich meist nicht ausreichend.

Targophagin

siehe bei Angina lacunaris.

2.2.2.3.   Antibiotika

Tyrosolvetten (Tosse)

Tyrothricin 1 mg, Cetylpyridiniumchlorid 1 mg
p-Aminobenzoesäureäthylester 5 mg in 1 Pastille

I OP = 20 Pastillen
D. In 1- bis 2stündigem Abstand eine Pastille im Munde
zergehen lassen.

■   Wirkung

Tyrothricin ist ein typisches Lokalantibioticum (Polypeptidkomplex aus Tyrocidin und Gramicidin), das bakteriostatisch und bakterizid gegen Pneumo-, Staphylo-,
Strepto- und Enterokokken, Diphtheriebakterien sowie
Tetanus- und Milzbrandbazillen wirkt und damit die Se-
kundärbesiedlung von Stomatitisherden hemmt. Die anderen beiden Stoffe sind Geschmackskorrigentien.

■   Nachteile

Nicht bekannt.

Aureomycin-Lösung (Lederle)

Antibiotikum (Chlortetracyclin) aus Streptomyces aureofaciens
Rp. Sol. Aureomycin. 0,5%   100,0

D. 3- bis 4mal tgl. einen Kinderlöffel zum Mundspülen.

■   Wirkung

Aureomycin wirkt auf grampositive und gramnegative Kokken, zahlreiche gramnegative Bakterien und grampositive
Bakterien, einige große Viren, Sporenbildner, Rickettsien
und Leptospiren durch Hemmung der Proteinsynthese der
Erreger, wobei es gleichgültig ist, ob die Erreger extra-
oder intrazellulär liegen. Günstige Beeinflussung von Stomatitisherden im Anfangsstadium.

■   Nachteile

In dieser Indikation bisher nicht beschrieben.

**2.2.2.4.   Kombinationstherapie mit Panthenol
(Bepanthen, Roche) und Vitamin-E-
Ampullen (Ephynal, Roche bzw. Evion,
Merck)**

■   Zusammensetzung

Panthenylalkohol   0,5 je Amp. ($\hat{=}$ 2 ml)
α-Tocopherol. acetic. 0,1 als wäßrige, kolloidale Lösung ($\hat{=}$ 2 ml)
bei Ephynal
0,1 in wassermischbarer Form bei Evion

D. Tgl. jeweils 1 Amp. i. m., Dauer der Behandlung 20 Tage.

Beachte: Relativ teure Behandlung; sie ist nur für therapieresistente, chronisch-rezidivierende Aphthen
vorzusehen.

■   Wirkung ·

Epithelisierungsfördernde Wirkung von Panthenol. Wirkungsmechanismus der Kombinationsbehandlung mit Vitamin E noch unklar. Nach klinischem Bericht Erfolg dieser Therapie bei 50 bis 70 % der Patienten.

2.3.   Angina catarrhalis und Pharyngitis acuta

2.3.1.   Allgemeines

■   Definition

Man versteht unter einer Angina catarrhalis eine durch lokale oder allgemeine Virusinfektion ausgelöste Entzündung der Gaumenmandeln und der Pharynxschleimhaut.

■   Ätiologie

Viren aus der Gruppe der *Adenoviren* (Erregertyp 1, 2, 3 sowie 5). Erregertyp 1, 2 und 5 soll bei Säuglingen und Kleinkindern vorzugsweise eine Angina hervorrufen, Typ 3 infiziert Kinder und Erwachsene. Als Erreger kommen ferner *Influenzaviren* und *Enteroviren* in Betracht. Aus der Gruppe der Enteroviren sind vor allem die Coxsackie-Viren Typ 2, 4, 5, 6, 8 und 10; ECHO-(Entero-Cytopathogenic-Human-Orphan) sowie REO-(Respiratory-Enteric-Orphan) Viren und Poliomyelitis-Viren zu nennen, die zu katarrhalischen Erscheinungen im Rachen führen können.
Das Zustandekommen der Entzündung hängt einerseits von Art, Menge und Pathogenität der Erreger, andererseits von der Reaktionsfähigkeit bzw. Immunitätslage des Wirtsorganismus nach vorausgegangenen Infekten ab. 80 % aller Anginen haben eine Virusätiologie.

■   Symptome

Beginn mit Fieber (37,5 bis 40 °C), gestörtes Allgemeinbefinden (Mattigkeit, Frösteln, Appetitlosigkeit), oft nach

76

mehreren Stunden erst Hals- und Schluckbeschwerden. Im Kindesalter Trinkschwäche, Erbrechen und Fieber. Wenn es in diesem Alter zu einem raschen Fieberanstieg kommt, ist die Gefahr von Fieberkrämpfen gegeben.

■ Diagnose

Belegte Zunge mit Foetor, deutliche Rötung und Schwellung der Tonsillenoberfläche sowie der angrenzenden Pharynxschleimhaut, zuweilen Schleimstraße an der Rachenhinterwand. Das Blutbild weist in der Regel eine Leukopenie auf. Im Säuglingsalter ist der eigentliche Entzündungsprozeß oft im Epipharynx lokalisiert.

■ Differentialdiagnose

Der anfängliche Inspektionsbefund ist nicht beweisend, da gelegentlich ein Fortschreiten zur Angina lacunaris beobachtet werden kann.

Streptokokken-Angina: Nachweis β-hämolysierender Streptokokken, düsterroter Rachen mit Ausdehnung auf den weichen Gaumen, Petechien, im Blutbild starke Leukozytose und Linksverschiebung.

Pharyngitis bei Influenza: gleichzeitig Husten und Heiserkeit, scharf abgegrenzte Rötungsbezirke am Gaumensegel im Blutbild Leukopenie mit relativer Linksverschiebung, beweisend ist der Influenzavirusnachweis (Typ A, B oder C) aus der Rachenspülflüssigkeit.

Pharyngokonjunktivales Fieber: gleichzeitig Bindehautentzündung am Auge, evtl. Nasenbluten oder Schnupfen.

Infektiöse Mononukleose: Fieber, generalisierte Lymphknotenschwellung, Milztumor, im Differentialausstrich hohe Leukozytenzahlen mit Vermehrung der Monozyten, Auftreten von Lymphoidzellen, Nachweis heterophiler Antikörper nach der Methode von PAUL und BUNNELL.

Herpangina: Fieber, stecknadelkopfgroße bis linsengroße Bläschen.

Pharyngitis im Initialstadium von Infektionskrankheiten wie seröse Meningitis, Gastroenteritis, Poliomyelitis, Masern.

2.3.2. Therapie

Eine kausale Therapie dieser überwiegend virogenen Bagatellerkrankung ist nicht möglich und auch gar nicht notwendig, denn es sind vornehmlich leicht zu beeinflussende lokale Beschwerden und weniger bedrohliche Allgemeinsymptome zu behandeln. Die *lokale Einwirkung von Adstringentien und Desinfizientien* auf die hyperämische Schleimhaut genügt im allgemeinen zur günstigen Beeinflussung des Krankheitsablaufs. Antibiotika und andere Chemotherapeutika wären hier noch fehl am Platze, sondern sind erst bei der voll ausgebildeten Angina lacunaris einzusetzen. Zu warnen ist dringend vor einer Lokalbehandlung mit Penizillin oder Sulfonilamiden in Form von Lutschtabletten oder anderen örtlichen Applikationen, weil diese zu Überempfindlichkeitsreaktionen führen können.

Wir empfehlen die in dem Abschnitt Angina lacunaris beschriebenen Medikamente Targophagin, Flavamed, deren desinfizierende Eigenschaften auf dem Gehalt von Schwermetallen bzw. Akridinderivaten beruhen.

Die *Lokalbehandlung durch Lutschtabletten* hat im Vergleich zu den auch vom Patienten oft gewünschten Gurgelmitteln den Vorrang, denn die vom Medikament erreichte Schleimhautoberfläche ist größer, sie kommt mit dem Pharmakon länger in Berührung und für den Schluckakt wichtige Abschnitte werden mit größerer Sicherheit erreicht. Gurgelmittel werden bevorzugt zur Mundpflege bei den verschiedenen Stomatitisformen genommen. Werden beim Patienten außerdem grippale Allgemeinsymptome wie z. B. Fieber, Schwächegefühl beobachtet, ist der Therapieplan durch Antipyretika und Antineuralgika zu ergänzen.

2.3.2.1. Adstringentien und Desinfizientien
siehe bei Angina lacunaris (Abschnitt 4)

2.3.2.2. Antipyretika und Analgetika

Thomapyrin N (Thomae)

Acid. acetylosalicylicum	0,25
Paracetamol	0,2
Coffein. pur.	0,05

I OP = 10 und 20 Tabl.
D. 3mal tgl. 1 bis 2 Tabl.

■   Wirkung

Dämpfung des im Fieber übererregten Wärmeregulationszentrums. Koffein verstärkt vornehmlich den analgetischen
Effekt.

■   Nebenwirkungen

geringe Toxizität.
Senkung des Prothrombinspiegels, manchmal lokal-
reizende Wirkung auf die Magenschleimhaut mit Übelkeit,
Erbrechen, Magenblutungen. Selten kommen allergische
Erscheinungen wie Urtikaria und Ödeme vor.

Treupel-Tabletten (Homburg)

Phenacetin.	0,25
Acid. acetylosalicylic.	0,125
Codein. phosphor.	0,01

I OP = 10 und 20 Tabl.
D. 3mal tgl. 1 bis 2 Tabl.

■   Wirkung

Dämpfung des im Fieber übererregten Wärmezentrums
durch Phenazetin und Acidum acetylosalicylicum, Kodein
unterstützt insbesondere den analgetischen Effekt.

■   Nebenwirkungen

Lokalreizende Wirkung durch Acidum acetylosalicylicum
auf die Magenschleimhaut (s. unter Otitis media acuta).

Spalt-Tabletten (Much AG)

Phenyldimethylpyraz. salic.	0,225
Salicylamid	0,225
Coffein.	0,05
Benzyl. phenylglykolic.	0,05

I OP = 10 und 20 Tabl.
D. 3mal tgl. 1 Tabl.

■   Wirkung

Dämpfung des im Fieber übererregten Wärmezentrums.
Der analgetische Effekt wird durch Koffein unterstützt.
Phenylglykolsäurebenzylester wirkt spasmolytisch.

■   Nebenwirkungen
s. S. 20

Aminophenazon (Woelm)

Antipyretikum für Kinder, denn die vorgenannten Präparate sind dazu viel weniger geeignet. Verordnungsweise siehe unter Rhinitis acuta des Säuglings.

2.4.   Angina lacunaris

2.4.1.   Allgemeines

■   Definition

Eine Angina lacunaris ist eine durch bakterielle Infektion
ausgelöste eitrige Entzündung der Gaumenmandeln.

■   Ätiologie

Verschiedene Bakterienarten. Am häufigsten werden β-hämolysierende Streptokokken der Lancefield-Gruppe A,
seltener Staphylokokken, Pneumokokken, Haemophilus
influenzae, Micrococcus catarrhalis gefunden.

■ Symptome

Rasch ansteigendes Fieber bis 40 °C und darüber; Frösteln, Abgeschlagenheit, Kopfschmerzen, Gliederschmerzen; nach einigen Stunden Hals- und Schluckschmerzen; Zungenbelag; leichte schmerzhafte Anschwellung der regionären Lymphknoten am Kieferwinkel.

Besonderheiten im Kindesalter: Im Initialstadium Übelkeit, Erbrechen, Trinkschwäche, evtl. Fieberkrämpfe bei Kleinkindern, Hals- und Schluckschmerzen können völlig fehlen, kloßige Aussprache. Nur die Inspektion kann den Verdacht bestätigen.

■ Diagnose

Für die Diagnosestellung ist nur der Erregerbefund beweisend. Wichtige Hinweise geben die fast regelmäßig auf den Mandeln befindlichen Stippchen oder lakunären Beläge, die sich aus Fibrin, Epithelzellen, Lymphozyten, Granulozyten und Bakterien zusammensetzen. Im Blutbild wird eine Leukozytose mit starker Linksverschiebung gefunden, im Serum steigt der Antistreptolysintiter an.

■ Differentialdiagnose

S. bei Angina catarrhalis

2.4.2. Therapie

Die überwiegend durch eine Infektion mit β-hämolysierenden *Streptokokken* der LANCEFIELD-Gruppe A hervorgerufene typische eitrige Angina zwingt uns zu einer ausreichend dosierten *Antibiotika- oder Sulfonilamidbehandlung*. Dadurch bekämpft man die aktuelle Infektion erfolgreich und verhütet auch weitgehend die gefürchteten Nachkrankheiten (rheumatische Polyarthritis, Glomerulonephritis, Endokarditis). Besonders in der Kinderpraxis können Penizillin

81

oder Sulfonamide auch in oraler Applikation gegeben werden. Bestehen ausgeprägte Schluckschmerzen und ist das Allgemeinbefinden erheblich beeinträchtigt, so ist eine regelmäßige Einnahme per os bei Kindern oft nicht gewährleistet. In diesen Fällen ist zur Injektionsbehandlung mit Penizillin zu raten (siehe auch Otitis media acuta).

Zur *Schmerzstillung* sind Antineuralgika mit bevorzugter Applikation in Suppositorien anzuwenden.

Lokale Maßnahmen bestehen in Lutschtabletten aus *Anästhetika* und *Adstringentien*. Gurgelmittel erreichen während des Gurgelvorganges kaum die Tonsillenoberfläche. Zur Mundpflege sind sie geeignet. Auf Einhaltung der *Bettruhe* und *flüssig-breiige Kost* sollten die Patienten oder deren Angehörige hingewiesen werden.

2.4.2.1. Antibiotika

Tardocillin-Saft, Tardocillin-Tropfen (Bayer)

I OP = 40 ml Saft bzw. 10 ml Tr., 1 ml Saft enthält 60 000 IE in viskoser Lösung, und 1 ml Tr. enthalten 150 000 IE.

D. Erwachsene und Schulkinder 4mal tgl. 1 Meßlöffel (5 ml) Saft oder jeweils 2 ml Tr. mit Hilfe der graduierten Tropfpipette, Kleinkinder 3mal tgl. $\frac{3}{4}$ Meßlöffel Saft oder 4mal 1,5 ml Tr., Säuglinge 4mal tgl. $\frac{1}{2}$ Meßlöffel Saft oder 4mal 1 ml Tr.

■   Wirkung

Anginen bei Kindern sprechen gut auf Tardocillin an. Ein gleichmäßiger Blutspiegel ist notwendig, dazu sind die Zeitabstände der Einnahmen genau einzuhalten.

■   Nebenwirkungen

Allergische Hautreaktionen (siehe auch Otitis media).

Baycillin 400, Baycillin 50, Baycillin-Saft, Baycillin mega
Oblong-Tabletten (Bayer)
Fenoxypen-Dragees, Fenoxypen Granulat (Novo Industrie)
Imunocillin-Saft, Imunocillin Mega Oblong-Tabletten
(Göttingen)
Ospen (Sandoz)

α-Phenoxy-n-propyl-penicillin-Kalium

Baycillin 400:400000 IE in 1 Tabl.
Baycillin 50: 50000 IE in 1 Tabl.
Baycillin Mega Oblong: 1 Mill. IE in 1 Tabl.
Baycillin-Saft: 100000 IE in 1 Meßlöffel Saft
Fenoxypen-Dragees: 500000 IE in 1 Drag.
Fenoxypen-Granulat: 250000 IE in 1 Briefchen
Imunocillin-Saft: 100000 IE in 1 ml Saft
Imunocillin Mega: 1 Mill. IE in 1 Tabl.

Ospen; 600000 IE in 1 Brausetablette

D. Erwachsene: 3mal tgl. 1 Tabl. zu 400000 IE bis 600000
IE, Kleinkinder: 3mal tgl. 100000 IE bis 200000 IE, Säuglinge: 3mal tgl. 50000 bis 100000 IE.

Dosis kann evtl. auf das 2- bis 3fache erhöht werden.
Zur Rezidivverhütung empfiehlt sich eine Behandlungsdauer von 8 bis 10 Tagen.

■   Wirkung
Gute Wirksamkeit bei Angina lacunaris des Kindes. Wirkungsmechanismus von Penizillin siehe unter Otitis media
acuta und Nasenfurunkel.

■   Nebenwirkungen
Allergische Hautreaktionen.

Tardocillin comp. (Bayer)
D. Erwachsene 1,2 Mill. IE i. m. am 1. und 4. Behandlungstag, Kinder von 8 bis 12 Jahren 900000 IE i. m. am 1. und

4. Behandlungstag, Kinder von 1 bis 7 Jahren 600000 IE
i.m. am 1. und 4. Behandlungstag, Säuglinge 400000 IE
i.m. am 1. und 4. Behandlungstag.

■   Wirkung und Nebenwirkung
s. unter Otitis media acuta sowie Nasenfurunkel

Erythrocin (Abbott), **Erycin** (Schering)

Erythromycinstearat 0,25 bzw. 0,1 pro Tabl. bei Erythrocin
Erythromycin   0,25 in 1 Drag. bei Erycin

I OP Erythrocin 0,1 = 25 Tabl., 0,25 = 12 bzw. 25 Tabl.
I OP Erycin 0,25 = 16 Drag.
D. Erwachsene: 4mal tgl. 0,25 bis 0,5 oral
Kinder: in 4 Einzeldosen 25 bis 50 mg/kg tgl. oral.

■   Wirkung

Bakteriostatisch, Aktivität gegen grampositive Krank-
heitserreger und gramnegative Kokken. Ähnlichkeit mit
dem Wirkungsspektrum des Penizillins, wird deshalb bei
nicht möglicher Penizillinmedikation eingesetzt. Hemmung
der Proteinsynthese im Bakterienzytoplasma.

■   Nebenwirkungen und Nachteile

Gering, leichte gastrointestinale Störungen, Allergie, Leberschädigung nur bei längerer und hochdosierter Zufuhr.
Zuweilen wird eine schnelle Resistenzentwicklung verschiedener Erreger beobachtet.

2.4.2.2.   Sulfonilamide

Lederkyn, Lederkyn-Sirup (Lederle)

3-Sulfanilamid-6-methoxy-pyridazin
Sulfamethoxypyridazin 0,5 je Tabl. bzw. 250 mg/5 ml Sirup

I OP = 8 bzw. 20 Tabl., bzw. 60 ml Sirup

D. Erwachsene: 1. Tag 2 Tabl., danach tgl. 1 Tabl. Kinder
von 3 Jahren an: 1. Tag 1 Teelöffel pro 10 kg Körpergewicht,
danach tgl. ½ Teelöffel pro 10 kg Körpergewicht.
Behandlungsdauer: Bis 2 Tage nach Symptomfreiheit,
durchschnittlich 8 Tage.

■　　　Wirkung

Langzeitsulfonamid, bakteriostatisch durch Hemmung der
für das Erregerwachstum lebenswichtigen Folsäuresynthese,
so daß die natürliche Körperabwehr wirksam wird.

■　　　Nebenwirkungen

Selten Magenbeschwerden, Übelkeit, Erbrechen, Leberschädigung, Blutbildveränderungen, allergische Reaktionen.

2.4.2.3. Lokalanästhetika, Adstringentien und Desinfizientien

Targophagin (Gödecke)

Diazetyltannin-Protein-Silber	0,05
p-Aminobenzoesäureäthylester	0,003
Butylaminobenzoyl-dimethylaminoäthanol-chlorhydrat	0,003

I OP = 20 Tabl. D. 2stdl. 1 Tabl. im Mund zergehen lassen.

■　　　Wirkung

Adstringierung der Schleimhaut durch Silber in komplexer
Silbereiweißverbindung. Oberflächenanästhesie durch Ben-
zocain mindert die Schluckschmerzen.

■　　　Nebenwirkungen

Bei monatelangem Mißbrauch Argyrose.

Panflavin (Hoechst)

Trypaflavin (75—80% 3,6 Diamino-10-methyl-acridinium-
chlorid + 20—25% 3,6 Diaminoacridinmono HCl)
3 mg in 1 Pastille

I OP = 20 bzw. 50 Pastillen
D. 2stdl. 1 Past. im Munde zergehen lassen.

■ Wirkung

Antiseptische Wirkung von Acriflavin durch Hemmung der Desoxyribonukleinsäuresynthese der Erreger.

Anaesthesin-Rivanol-Pastillen (Ritsert)

Rivanol	0,001
Anaesthesin	0,004
Gummi arab. Sacchar.	

I OP = 25 Pastillen
D. 2stdl. 1 Past. im Munde zergehen lassen.

■ Wirkung

Oberflächenanästhesie der Schleimhaut erleichtert den schmerzhaften Schluckakt, allerdings deutlich geringer als Targophagin. Rivanol hat bakterizide Eigenschaften gegen eitererregende Kokken ohne Gewebereizung.

Hexoral-Spray (Gödecke)

1,3-Bis-(β-äthylhexal)-5-methyl-5-aminohexahydropyrimidin (Hexetidin)   0,2%

I OP = 40 ml
D. 3- bis 4mal tgl. 1 bis 2 Spraystöße in die Mundhöhle geben.

■ Wirkung

Pyrimidinderivat hat desinfizierenden Effekt.

2.4.2.4. Antineuralgika

Gelonida (Gödecke)

Acid. acetylosalicylic.	0,25
Phenacetin	0,25
Codein. phosphoric.	0,01

I OP = 10 Tabl. D. 2 bis 4mal tgl. 1 bis 2 Tabl.

■ Wirkung

Analgetisches Mischpräparat dämpft am ZNS die Schmerzempfindung. Antipyretische Eigenschaften.
Beachte: Kontraindiziert bei Säuglingen.

■ Nebenwirkungen

Akute Phenazetinnebenwirkungen selten.
Phenazetinmißbrauch: Nach monatelanger chronischer Zufuhr dieses phenazetinhaltigen Mischpräparates mit tgl.
Dosen von 1,0 Phenazetin treten toxische Symptome auf
(schmutzig-graue Zyanose, Anämie, renale Störungen,
psychische Veränderungen, Kopfschmerz).

Thomapyrin N (Thomae)

siehe bei Angina catarrhalis.

Treupel-Tabletten (Homburg)

siehe bei Angina catarrhalis.

Eu-med (Med)

	Tabl.	Supp.
Aminophenazon		
Phenyldimethylpyrazolon		
Phenacetin	aa 0,15	aa 0,3
Coffein	0,05	0,1

I OP = 10 bzw. 20 Tabl., 6 Suppos.
D. 3mal tgl. 1 Tabl. oder 1 Zäpfchen.

■ Wirkung und Nebenwirkung

siehe oben bei Gelonida.

Saridon (Roche)

1-Phenyl-2,3-dimethyl-4-isopropyl-pyrazolin-5-on	0,15
Phenacetin	0,25
Coffein	0,03

I OP = 10 bzw. 20 Tabl.

D. 3mal tgl. 1 Tabl.

■   Wirkung und Nebenwirkung

siehe oben bei Gelonida antineur.

■   Wirkung

Hypnotisch-sedative, analgetische und antipyretische Wirkungen.

**Allional-Suppositorien, Allional-Tabletten und
Allional-Suppositorien für Kinder**

siehe unter Otitis externa circumscripta.

2.4.2.5.   Gurgelmittel

Sie haben für die Behandlung der Angina lacunaris keine
große Bedeutung, da während des Gurgelvorganges kein
ausreichender Kontakt mit der Tonsillenoberfläche stattfindet.
Gurgelmittel werden zur Mundpflege bei der Stomatitis eingesetzt.

Bettruhe bis 3 Tage nach Entfieberung, flüssig-breiige Kost,
reichlich Flüssigkeitszufuhr in Form gekühlten süßen Tees
mit Fruchtsäften.
Urinsedimentkontrolle eine Woche nach Erkrankungsbeginn. Zum Ausschluß einer Nierenschädigung ist eine
Urinsedimentkontrolle nach jeder Angina lacunaris erforderlich.

2.4.3. Literaturauswertung

Pharmakologen (KUSCHINSKY, 1966), Pädiater (ERDMANN, 1968; ALEXANDER, 1963) und Otologen (FALK und MAURER, 1963) sprechen sich übereinstimmend für eine frühzeitige Behandlung mit Antibiotika (Penizillin und Erythromycin) oder Sulfonilamiden bei der fieberhaften eitrigen Angina aus. Es sind besonders die β-hämolysierenden Streptokokken, die in weit über der Hälfte der Anginen als Erreger in Frage kommen und die auf eine Penizillintherapie Erythromycinbehandlung und auch, allerdings mit Einschränkungen, auf Sulfonilamidgaben gut ansprechen. Sulfonilamide schädigen gerade die empfindlichsten Erreger, die Streptokokken bei der Angina lacunaris sehr leicht und können zur Behandlung der Angina lacunaris des Erwachsenen mit guten Aussichten auf Erfolg verschrieben werden. Langzeitsulfonilamide, wie Lederkyn® bieten sich wegen ihrer täglich nur einmal notwendigen Einnahme an. Erwähnenswert ist außerdem die große Wirtschaftlichkeit einer solchen Verordnungsweise, denn Sulfonilamide sind wesentlich billiger als Penizillin.

In der Kinderpraxis ist Penizillin in parenteraler und oraler Applikation in ausreichender Dosierung und einer Zufuhr, die mindestens 8 bis 10 Tage lang einen wirksamen Blutspiegel garantiert, das Mittel der Wahl. Es dürfte wohl ebenfalls an der großen Empfindlichkeit der Erreger liegen, daß die orale Applikation mit der größeren Ungewißheit eines konstanten wirksamen Blutspiegels in der Kinderpraxis im allgemeinen ausreicht. Bestehen Zweifel an der regelmäßigen Gabe durch die Angehörigen oder aus anderen ähnlichen Gründen, ist die parenterale Applikation von Langzeitpenizillinen (Tardocillin comp.®) mit 72 Stunden anhaltendem Blutspiegel nach einmaliger Injektion vorzuziehen.

Bei Kontraindikationen für die Penizillintherapie können auch Erythromycin und Tetrazykline gegeben werden (KUSCHINSKY, 1966). Manchmal sind Abstriche mit kulturellem Keimnachweis und Antibiogramm vorher möglich. Die Aussagekraft von mikrobiologischen Untersuchungen für die Auswahl des Chemotherapeutikums ist bei Tonsillenabstrichen nicht so groß wie an anderen Schleimhautbereichen, da an der klinisch unverdächtigen Tonsille z. B. in 56% der Patienten β-hämolysierende Streptokokken gefunden wurden (THIESBÜRGER zit. b. FALK und MAURER, 1963). Die normale Bakterienflora in den Mandelkrypten ist eine Mischflora. Die Ursachen der plötzlichen Pathogenitätsänderung der β-hämolysierenden Streptokokken sind nur teilweise bekannt.

Vorausgehende Virusinfekte können durch die damit verbundene Epithelschädigung das Entstehen der Streptokokkenangina begünstigen.

2.5. Angina ulceromembranacea (Plaut-Vincent)

2.5.1. Allgemeines

■ Definition

Unter einer Angina ulceromembranacea versteht man eine geschwürige oder pseudomembranöse Entzündung, vorzugsweise einer Tonsille.

■ Ätiologie

Bakteriensymbiose vom gramnegativen Fusobacterium PLAUT–VINCENTI mit grampositiven Treponema VINCENTI wird im Tonsillenbelag bzw. im Geschwürsekret gefunden. Die Krankheit tritt am häufigsten bei jugendlichen Erwachsenen im zweiten oder dritten Lebensjahrzehnt auf. Sie ist sehr ansteckend und breitet sich in Familien und Wohnheimen schnell aus.

■ Symptome

Starker Foetor ex ore ohne wesentliches allgemeines Krankheitsgefühl. Kein Fieber, manchmal subfebrile Temperaturen, uncharakteristische einseitige Halsbeschwerden, wie leichte Schluckschmerzen, Kratzen, Druckgefühl.
Bei der diphtheroiden Form ist die Tonsille von einer grauweißen bis gelb-grünlichen Pseudomembran überzogen. Als Kennzeichen der ulzeromembranösen Form wird eine mehr oder weniger tiefe grauweiße bis gelbgrünlich belegte Ulkusnische gefunden. Wenn der vordere Gaumenbogen die Tonsillenoberfläche weitgehend überdeckt, wird das Ulkus gelegentlich übersehen. Es kann dann erst nach behutsamer Zurückdrängung des vorderen Gaumenbogens mit dem Tonsillenspatel nach MORITZ-SCHMITT dargestellt werden.

■ Diagnose

Keine besonderen Schwierigkeiten.

■ Differentialdiagnose

Differentialdiagnostisch ist an die infektiöse Mononukleose, Diphtherie oder an Ulzerationen spezifischer oder maligner Genese zu denken. Schließlich kann ein Ulkus auf der Tonsille Teilerscheinung von Systemerkrankungen, wie Granulozytopenie, Agranulozytose, Panmyelophthise, Leukose oder Lymphogranulomatose sein.

2.5.2. Therapie

Mit einer spontanen Heilung kann gerechnet werden. *Zur Behandlung reicht eine lokale Desinfektion und Desodorierung meist aus.* Während bei der überwiegenden Anzahl von entzündlichen Krankheiten der Mundhöhle dem Patienten die Mittel für die häusliche Behandlung rezeptiert werden können, empfiehlt sich bei der Angina PLAUT-VINCENT, daß die *Lokalbehandlung in der Sprechstunde* vom Arzt durchgeführt wird. Mit dem üblichen Gurgeln und Mundspülen wird nur ein unzureichender Kontakt mit der Ulkusnische am oberen Tonsillenpol erreicht. Mundspülungen beseitigen den Foetor ex ore, so daß man zu diesem Zweck darauf zurückgreifen sollte.

Eine Antibiotikatherapie ist im allgemeinen nicht erforderlich. Ausnahmsweise (hochfieberhafter Verlauf, zervikale Lymphknotenschwellungen) kann sie einmal notwendig sein, Penizillinzufuhr ist dann angezeigt.

2.5.2.1. Desinfizientien und Adstringentien

Sol. arg. nitr. 10% 10,0

D. Tgl. oder im Abstand von 2 Tagen Betupfen des Ulkus mit Wattetupfer nach Reinigung des Geschwürgrundes. Das Geschwür heilt innerhalb von 1 bis 3 Wochen ab.

■   Wirkung

Eiweißfällung in den oberflächlichen Wundschichten. Die
bakteriziden Eigenschaften von Silberionen verhindern, daß
eine weitere Infektion des Gewebes zustande kommen
kann.

Sol. acid. chromic. 5% 10,0

D. Tgl. oder im Abstand von 2 Tagen Betupfen des Ulkus
mit dem Wattetupfer. Kontakt mit der gesunden Schleimhaut vermeiden. Das Geschwür heilt innerhalb von 1 bis
3 Wochen ab.

■   Wirkung

Adstringierende Wirkung beruht auf Eiweißfällung in dem
Nekrosematerial des Ulkus. Nicht so günstig wie Ätzung
mit Argentum, da keinerlei bakteriostatische Wirkung
durch die Chromsäure.

2.5.2.2.   Penizillin

N-Pc „ol" Manole (Hoechst)

Procain-Penizillin G 600000 IE in 1 Amp.

Aquacillin comp. (Bayer)

Procain-Penizillin G und Penizillin G im Verhältnis 3:1
400000 IE und 2 Mega IE in 1 Amp.

Hydracillin forte (Göttingen)

Procain-Penizillin G und Penizillin G im Verhältnis 1:7
+ 40 mg Lidocain-HCl 4 Mega in 1 Amp.

Hormocillin forte (Hormonchemie)

Procain-Penizillin G und Penizillin G im Verhältnis 1:7
+ 25 mg Lidocain-HCl 4 Mega in 1 Amp.
D. 600000 IE bis 1 Mega IE tgl. i.m. 4 bis 6 Tage lang.

■ Wirkung

Beeinflussung der Symbiose besonders durch bakterizide Wirkung gegenüber den Treponemen.

2.6. Paratonsillarabszeß

2.6.1. Allgemeines

■ Definition

Der Paratonsillarabszeß ist eine eitrige Einschmelzung in den Räumen des lockeren Bindegewebes, die die Mandel- kapsel umgeben.

■ Ätiologie

Entleerungsbehinderungen der tiefsten Kryptenabschnitte als Folge von entzündungs- und narbenbedingten Krypten- abriegelungen haben eine ursächliche Bedeutung. Vernar- bungen des Mandelbettes, Abschnürungen von Krypten, einschließlich des umgebenden lymphatischen Gewebes sind nach Tonsillotomien die Regel. Sie begünstigen das Entstehen von Paratonsillarabszessen, ebenso wie klinisch stumme „Restabszesse" nach vorangegangenen Abszessen Beide Befunde stellen eine absolute Indikation zur Opera- tion dar. Einseitiges Auftreten, ausnahmsweise auch dop- pelseitiges Vorkommen. Im Kindesalter seltener als im Er- wachsenenalter.

■ Symptome

Nach vorausgegangener Angina mit beschwerdefreiem Intervall bis zu einer Woche treten plötzlich starke einsei- tige Schluck- und Halsschmerzen und Fieber von 39° bis 40 °C auf. Schwellung und Rötung des vorderen Gaumen- bogens. Verstreichen der Umschlagsfalte des vorderen Gaumenbogens, rasch zunehmende Kieferklemme, er- schwerte Nahrungsaufnahme, Speichelfluß, Schluckzwang,

kloßige Sprache, druckschmerzhafte Kieferwinkelregion der betreffenden Seite.
Supratonsillarer Abszeß: Vorgewölbter, geröteter vorderer Gaumenbogen; Verlagerung der ödematösen Uvula zur gesunden Seite hin. Die Tonsille selbst weist entweder nur geringe Veränderungen auf oder ist schmierig belegt. Weiterhin fallen eine stark belegte Zunge und eine vermehrte Bildung von zähem Speichel auf. Nach vier bis fünf Tagen kommt es manchmal zur Spontanperforation im Bereich des vorderen Gaumenbogens.
Retrotonsillärer Abszeß: Besondere Ausbreitungsform des Paratonsillarabszesses nach kaudal und dorsal. Der hintere Gaumenbogen ist wulstförmig verdickt mit kollateralem Ödem am Kehlkopfeingang. Daraus läßt sich die Gefahr der sich innerhalb von Stunden entwickelnden mechanischen Atembehinderung ableiten. Weitere gefürchtete Komplikationsmöglichkeiten sind Parapharyngealphlegmone, Sepsis und arterielle Arrosionsblutungen.

■   Diagnose

Schon die Angaben der Anamnese lenken den Verdacht in die richtigen Bahnen. Der Untersuchungsbefund läßt dann kaum Zweifel an der Diagnose aufkommen. In Zweifelsfällen soll die diagnostische Punktion zur Gewinnung von Abszeßeiter Gewißheit bringen. Zuweilen stört bei der Befunderhebung die bereits stark ausgeprägte Kieferklemme.

■   Differentialdiagnose

Verwechslungen mit paratonsillären Infiltrationen, die von beiden 38 bzw. 48 ausgehen, sind vorgekommen. Es ist an eine paratonsilläre Phlegmone bei Diphtherie oder Agranulozytose, an einen luischen Primäraffekt und tuberkulöse Entzündungen zu denken.
Der klinische „Paratonsillarabszeß" in höheren Lebensdezennien ist immer suspekt für eine Tumoreinschmelzung

(Retikulumzell- und Lymphosarkome, leukämische Infil-
trate).

2.6.2. Therapie

Die Behandlung dieser lokalen Komplikation bei einer
Angina lacunaris ist in erster Linie eine *chirurgische*. Der
Paratonsillarabszeß stellt wegen der ausgesprochenen Neigung zu lebensbedrohlichen Verwicklungen und der großen
Rezidivgefahr eine *absolute Indikation zur Tonsillektomie*
dar. Wesentlich ist eine *sofortige Drainage des Abszesses*,
während der Zeitpunkt der sich anschließenden Operation
individuell und situationsbedingt festgelegt werden kann.
Bewährt hat sich die *Tonsillektomie „à tiède" 3 bis 5 Tage
nach der Inzision*, da nach dieser Zeit der Eingriff ohne Behinderung durch die Kieferklemme durchgeführt werden
kann und sich anästhesiologisch günstiger als bei der unmittelbar durchgeführten Abszeßtonsillektomie gestalten läßt.
Die eigentliche, echte Abszeß-Tonsillektomie wird wohl
seltener durchgeführt.
Seit der Einführung der Antibiotika hat sich an diesem
Grundsatz nichts geändert. *Bedenklich* ist die Behandlung
des Paratonsillarabszesses *nur mit Chemotherapeutika* ohne
Inzision des Abszesses, denn dadurch bleiben sehr leicht
kleine, klinisch zunächst stumme Herde zurück, die eine
Ausheilung vortäuschen. Außerdem wird bei diesem Vorgehen das klinische Bild der dann besonders häufigen Verwicklungen des Paratonsillarabszesses kaschiert. Sie verlaufen schleichend und sind schwerer erkennbar.
Unter der Voraussetzung der gleichzeitigen chirurgischen
Therapie sollten aber Antibiotika immer gegeben werden.
Dafür kommen Penizillin und die Breitbandantibiotika
der Tetrazyklingruppe in Betracht.
Es wird ferner darauf hingewiesen, daß die üblichen Maßnahmen der desinfizierenden und desodorierenden Mundpflege, wie sie bei der Angina lacunaris zur Anwendung
kommen und dort dargestellt sind, ebenfalls bei diesem
Krankheitsbild die Behandlung unterstützen.

2.6.2.1. Abszeßdrainage

Prämedikation mit Atropinum sulfuricum Amphiolen „MBK" 0,5 mg

D. Erwachsene 0,5 mg bis 1,0 mg s.c. 30 min vor der Inzision
Kinder: im 1. Jahr 0,1 bis 0,15 mg s.c. 30 min vor der Inzis.,
1 bis 2 Jahre 0,2 mg s.c. 30 min vor der Inzis., 2 bis 4 Jahre
0,3 mg s.c. 30 min vor der Inzis., 4 bis 6 Jahre 0,35 mg s.c.
30 min vor der Inzis., 6 bis 8 Jahre 0,4 mg s.c. 30 min vor
der Inzis., 8 bis 12 Jahre 0,45 mg s.c. 30 min vor der Inzis.,
12 bis 18 Jahre 0,5 mg s.c. 30 min vor der Inzis.

■　　Wirkung

Unterdrückung von Vagus-Reflexen.

Anästhesie und Inzision

1. Vorderer Gaumenbogen wird an der Stelle der größten
Vorwölbung oberflächlich mit einer Pantocainlösung (2%)
anästhesiert.
2. Vorderer Gaumenbogen wird mit 2 ml Novocain 1%ig
mit einem Suprareningehalt von 0,0025% (Fertigpräparat
Novocain-Suprarenin Amp. J, Hoechst) zur tieferen Anästhesie des Gewebes infiltriert. Infiltrationsanästhesie kann
ferner mit Novocain-Suprarenin 0,5%, Amp. A bzw. Scandicain 0,5% mit Adrenalin 1:200000 (Woelm) vorgenommen
werden.
3. Nach Eintritt der Anästhesie (bei Novocain etwa 5 Minuten warten) durchtrennt man den vorderen Gaumenbogen
parallel zum Rand. Anschließend wird der Abszeß mit einer
geschlossen eingeführten Kornzange oder mit der DENKER-
schen Stichinzisionszange eröffnet und durch Spreizen der
Branchen entleert.

An jedem folgenden Tag empfiehlt sich das Nachspreizen der Drainageöffnung

2.6.2.2. Antibiotika

Zur unumgänglichen antibiotischen Abschirmung wird in erster Linie Penizillin als N-Pc „ol" (tgl. Injektion) oder Tardocillin comp. (Injektion jeden 4. Tag) gegeben. Bei Kontraindikationen sollten Tetrazykline (Terramycin, Tantum bzw. Tantum biotic) verordnet werden. Angaben zur Dosierung siehe unter Laryngitis chronica.

2.6.2.3. Desinfizientien

s.u. Angina lacunaris.

2.7. Nachblutungen nach Tonsillektomie

2.7.1. Allgemeines

Die Therapie der Nachblutungen nach Tonsillektomie (TE-Nbl.) richtet sich nach der Ursache und ist außerdem vom Zeitpunkt des Auftretens abhängig. Es sind *Vasopathien* von *Thrombozytopathien* und *Koagulopathien* als in Frage kommende ursächliche Störungen voneinander zu unterscheiden. Das Hauptanwendungsgebiet einer Pharmakotherapie stellen die Koagulopathien dar. Zahlreiche Substanzen sind angewendet worden, jedoch hat keine die Erwartungen so recht befriedigen können. Eine Grundregel für das Verhalten bei Nachblutungen leitet sich aus dieser Erkenntnis ab: *Man ist immer wieder zu einer sorgfältigen Inspektion der Wundbetten gezwungen.* Ein Gefühl der Sicherheit ist bei alleiniger Verabreichung von Pharmaka besonders im Falle von Frühblutungen fehl am Platze. Ihnen kommt allenfalls eine unterstützende Funktion zu (DE HAAS, 1966). Bei *Spätblutungen* sind Fibrinbeläge und Granulationen der chirurgischen Blutstillungsmethode meist hinderlich. Die *lokale oder allgemeine Pharmakotherapie* hat in den Fällen von 4,8% Spätnachblutungen *günstige*

97

Wirkungen gezeigt. Wir denken nicht an die häufig empfohlenen Medikamente Haemostypticum Revici, Vitamin C, hypertone Glukoselösungen, Roßkastanienextrakte, die schon aus pharmakologischen Gründen einen fragwürdigen Effekt haben (LINKE, 1966). In den letzten Jahren sind mit der Erforschung der Fibrinolyse neuere Medikamente wie PAMBA, ε-Aminokapronsäure und Tranexamsäure entwickelt worden, deren Erprobung einer breiten klinischen Anwendung den Weg ebnete.

Unter Berücksichtigung dieser Gesichtspunkte hat sich in der Klinik folgendes Behandlungsschema bewährt.

2.7.2. Blutungen am Operationstag bzw. ersten postoperativen Tag

2.7.2.1. Parenchymatöse Sickerblutungen

Einstellung der Blutungsquelle, Infiltration des vorderen und wenn möglich hinteren Gaumenbogens mit Novocain-Suprarenin Ampullen A 0,5% oder Scandicain 0,5% mit Adrenalin 1:200000.

Tamponade der Tonsillenbetten mittels eines durch eine Klemme armierten Tupfers. Der Tupfer ist mit Thrombin (Akrithrombin oder Topostasin) getränkt bzw. mit Jodoformpuder bestreut. *Vernähung der Gaumenbögen* über einen die Tonsillennischen tamponierenden Tupfer mit 2 bis 3 *Seidennähten*.

2.7.2.2. Kleinere arterielle oder venöse Blutungen

Anbringen einer Gefäßklemme und Ligatur bzw. Umstechung.
Ersatz des Flüssigkeitsvolumens durch Rheomakrodex (10 ml/kg) bzw. Bluttransfusion.

98

2.7.3.   Blutungen vom 2. postoperativen Tage an

Injektion mit Novocain-Suprarenin Ampullen A 0,5% oder Scandicain 0,5% mit Adrenalin 1:200000.
Tamponade mit Mulltupfern, die auch mit Thrombin getränkt sein können.

Epsilon-Aminocapronsäure „Roche" (Roche)

ε-Aminokapronsäure 2,0 je Amp. $\hat{=}$ 40%-Lösung.

D. 5 ml (1 Ampulle langsam i.v. etwa 1 ml/min) alle 4 bis 6 Stunden.
Zweckmäßig ist Zufuhr durch Tropfinfusion.

■   Wirkung

Hemmung der Blutaktivatoren, die die Umwandlung von Plasminogen zu Plasmin und damit die Fibrinolyse fördern.
Verkürzt Retraktionszeit von Blutgerinnseln.

Ugurol (Bayer)

Trans-4-(Aminomethyl)-cyclohexancarbonsäure (trans-AMCHA, trans-Tranexamsäure) 0,25 g je Tabl. bzw. 0,5 g je Amp./5 ml.

I OP = 20 Tabl. bzw. 5 Amp.
D. Beginn mit 1 Ampulle (0,5 g) i.v., anschließend Dauertropf mit 0,25 g pro Stunde, bzw. 3mal tgl. 2 bis 3 Tabl.

■   Wirkung

Hemmt die Aktivatoren, die die Umwandlung von Plasminogen zu Plasmin und damit die Fibrinolyse fördern. Da der antifibrinolytische Effekt von trans-Tranexamsäure etwa 8,5-bis 20mal stärker als von Epsilon-Aminokapronsäure ist, wird es niedriger dosiert angewendet.

■   Kontraindikationen

Niereninsuffizienz, 1. Trimenon einer Schwangerschaft, thromboembolische Prozesse.

■   Nebenwirkungen

Übelkeit, Erbrechen, Schwindel, Durchfälle.

Gumbix (Kali-Chemie)

P-Aminomethylbenzoesäure (PAMBA)   0,05 je Amp.
                                        0,1   je Tabl.
1 Amp. = 5 ml

I OP = 20 Tabl.

D. 5 bis 10 ml (1 bis 2 Amp. langsam i.v. im Abstand von
4 Stunden, oder i.m.). Später Übergang auf Gumbix-Tabl.
100 mg, 3mal tgl. 1 bis 2 Tabl.

■   Wirkung

Hemmung der Aktivierung von Plasminogen zu Plasmin
und damit der Fibrinolyse. Kürzer wirksam als trans-
Tranexamsäure.

■   Kontraindikationen und Nebenwirkungen

siehe oben bei Ugurol.

2.8.   Pharyngitis sicca

2.8.1.   Allgemeines

■   Definition

Bei der Pharyngitis sicca handelt es sich um eine diffuse
Erkrankung der Rachenschleimhaut. Sie ist durch eine ge-
schrumpfte, papierdünne trockene Schleimhaut gekennzeichnet.

■   Ätiologie

Nicht bekannt. Sie tritt selten isoliert, meist in Gemein-
schaft mit der Ozaena auf. Siehe dort.

■ Symptome

Die Intensität der geklagten Beschwerden stimmt nur selten mit dem erhobenen Untersuchungsbefund überein: chronisches Brennen, Kratzen, Fremdkörper- und Trockenheitsgefühl im Hals.

Vorzugsweise im Epipharynx sammelt sich gelbgrünliches Sekret an, was den Patienten vorzugsweise morgens zu krampfhaften Expektorationsversuchen zwingt. Einige Patienten versuchen das Sekret und die Borkenpartikel instrumentell selbst zu entfernen. Sie benutzen dazu abgebogene Watteträger. Die Beschwerden verschlimmern sich in überheizten trockenen Räumen sowie in stark staub- und rauchhaltiger Atmosphäre.

■ Diagnose

Die typisch blasse, pergamentdünne und trockene Schleimhaut läßt bei der Inspektion keinen Zweifel an der Diagnose aufkommen. Die Epipharyngoskopie verrät gelbgrüne Borken- und Krustenreste im Bereich der hinteren Epipharynxwand und am Rachendach. Ursächliche chronische Nebenhöhlenaffektionen sind durch Röntgenkontrolle und diagnostische Spülungen auszuschließen.

■ Differentialdiagnose

Differentialdiagnostische Schwierigkeiten entstehen in bezug auf Frühsymptome eines Ösophaguskarzinoms. Anamnestische Angaben, wie Fremdkörpergefühl, Kratzen im Hals und retrosternales Druckgefühl sollten immer zur Ösophagusdiagnostik zwingen. Des weiteren ist an Neoplasmen im Bereich des Epi-, Meso- und Hypopharynx einschließlich der Tonsillen und des Zungengrundes zu denken.

2.8.2. Therapie

Da ein Zusammenhang zwischen dieser Erkrankung und der Rhinitis atrophicans besteht, ähnelt sich die Behandlung in wesentlichen Punkten (siehe auch dort). Zwar sind die

Symptome im allgemeinen gut zu beeinflussen; nach mehr oder weniger langen beschwerdefreien Intervallen sind jedoch Rezidive möglich.

Zur Behandlung sind hypertone Salz- und Glukoselösungen, Vitamin A sowie ein Klimawechsel zu mildem, feuchtem Reizklima am besten geeignet. Wirksam sind ferner Solekuren in den Bädern: Reichenhall, Salzuflen, Segeberg, Oeynhausen, Nauheim, Soden a. Ts.

2.8.2.1. Sekretionsfördernde Maßnahmen

Mixt. solvens cum Kalio jodato DRF 200,0

Kal. jodat.
Ammon. chlorat.
Succ. liquirit. depurat.   aa   5,0
Solut. conserv.   ad 200,0

D. 3mal tgl. 1 Eßl.

Beachte: Haltbarkeit beträgt 30 Tage.

■   Wirkung

Wirkt lösend auf zähen Schleim (sekretolytisch), vermutlich reflektorisch vom Magen aus.

■   Nebenwirkungen

Nicht geeignet bei Patienten mit Struma. Nach längerer Verabreichung kann es zum Bild einer Jodthyreotoxikose kommen. Gelegentlich besteht Jodüberempfindlichkeit gegenüber kleinsten Jodmengen (Rhinitis, Asthma, Fieber, Exantheme).

2.8.2.2. Hypertone Lösungen

Salzlösung (Rezeptur)

Rp. Natr. chlorat.
Sal. Ems. factit.
Sal. Carolin. factit. aa   ad 100,0

D. 1 Teelöffel Salz auf 1 Glas Wasser zur Inhalation oder zur Pinselung mit dem Watteträger.

■ Wirkung

Durch lokalen Reiz (Jod) hyperämisierend, außerdem desinfizierend.

Mandlsche Lösung (Rezeptur)

Rp. Jod.	0,5
Kal. jodat.	2,0
Ol. Menth. piperit. g II	
Glycerin.	ad 20,0

D. Pinselung der Schleimhaut mit dem Watteträger.

■ Wirkung

Osmotischer Reiz und desinfizierend.

■ Nebenwirkungen

wie bei Sol. Jodi DAB 7 (Pharyngitis chronica hyperplastica)

2.8.2.3. Vitamin-A-Tropfen (Rezeptur)

Rp. Axerophthol.	50 000 IE
Menthol.	0,1
Ol. oliv.	ad 30,0

D. 3mal tgl. 15 Tr. per os

■ Wirkung

siehe bei Ozaena.

2.9. Pharyngitis chronica hyperplastica

2.9.1. Allgemeines

■ Definition

Es handelt sich um eine jahrelang anhaltende Entzündung der Rachenschleimhaut. Die Schleimhaut hat entweder ein ödematös aufgelockertes, streifiges Aussehen oder sie ist, durch linsengroße, geschwollene Lymphfollikel bedingt, von granulierter Beschaffenheit.

■ Ätiologie

Noch unklar. Gesteigerte Infektbereitschaft durch chronisch bakterielle Allergisierung. Bakterielle Infektionen können übergeleitet werden von kranial (Nebenhöhlenentzündungen, Ozaena), von kaudal (Bronchitis, Bronchiektasen, Emphysem, Asthma, Tuberkulose) oder oral (Zahnkaries, Tonsillitis chronica, dauernde Mundatmung infolge verlegter Nasenatmung). Als andere Ursachen müssen nichtinfektiöse Schädigungen durch Tabak, Alkohol, scharfe Gemüse, Gewerbestaub und starke Temperaturunterschiede angeführt werden.

■ Symptome

Kratzen, Brennen oder Stechen beim Schlucken, Verschleimung, Druck- und Fremdkörpergefühl im Hals, Schluckzwang, Räusperzwang.

■ Diagnose

Gerötete, verdickte Schleimhaut mit zähem, festhaftenden Sekret; teilweise mit dunkelrot aus der Schleimhaut hervortretenden Knötchen oder beetartigen Erhabenheiten.

■ Differentialdiagnose

s. bei Pharyngitis sicca.

2.9.2. Therapie

Die chronische Pharyngitis ist eine hartnäckige Erkrankung, die vielen Therapiemaßnahmen trotzen kann. Wichtig ist die Gewährleistung einer *normalen Nasenatmung,* Intensive Lokalbehandlungen müssen vergeblich bleiben. wenn die physiologische Nasenatmung gestört ist.
An zweiter Stelle ist die *Sanierung des Nasenrachenraumes der Nebenhöhlen und der Lunge* zu nennen. Danach bildet

sich der entzündliche Befund vielmals gut zurück, ebenso wie die Beschwerden (Kratzen, Brennen, Räusperzwang, Schluckschmerzen) wesentlich abnehmen.
Wenn diese beiden Voraussetzungen erfüllt sind, und *exogene, nicht infektiöse Schädigungen ausgeschaltet wurden,*kann sich aussichtsreich die *Lokalbehandlung* anschließen. Bewährt hat sich die Rachenpinselung mit *Lugolscher Lösung.* In einem begrenzten Zeitraum kann die Schleimhaut auch mit Silbernitratlösung (2 %) betupft werden. Außerdem empfehlen sich Inhalationen von Inhalatio comp. DRF. Zur Beseitigung eines lästigen Räusperzwanges werden Sedativa gegeben. Von einer *Solekur (Bad Reichenhall, Bad Ems, Bad Tölz, Bad Salzuflen)* ist zwar keine Beseitigung, wohl aber eine wesentliche Besserung der Beschwerden zu erwarten.

2.9.2.1. Lokalbehandlung

Solutio jodi DAB 7 50,0

Kaliumjodid	100 Teile	≙ der konzentrierten
Jodum	50 Teile	LUGOLschen Lösung
Aqu. dest.	850 Teile	nach Plummer

D. Mit einem gebogenen Watteträger wird 1- bis 3mal wöchentlich die LUGOLsche Lösung (unverdünnt oder mit Aqu. dest. auf die Hälfte verdünnt) auf die Pharynxschleimhaut aufgetragen.

■   Wirkung

Desinfizierende Wirkung von Jod als Oxydationsmittel auf organische Stoffe, außerdem lokalreizender, hyperämisierender Effekt.

■   Nebenwirkungen

Bei manchen Patienten besteht Jodüberempfindlichkeit gegenüber kleinsten Jodmengen (Rhinitis, Asthma, Fieber, Hauterscheinungen). Bei chronischem Gebrauch Jodakne, Urtikaria, Konjunktivitis.

Sol. argent. nitr. 2%
20,0

D. Betupfen der veränderten Schleimhautbezirke. Hinab-
laufen von Flüssigkeit in den Larynx ist zu vermeiden.
Behandlung 1- bis 2mal in der Woche in einem Zeitraum von
4 Wochen.

■ Wirkung
siehe bei Stomatitis.

2.9.2.2. Inhalationen

**Inhalatio comp. DRF, Inhalol (Wachter),
Inspirol (Lyssia)**
(verschiedene ätherische Öle) 1 Eßl. auf 1 l Wasser oder
durch Inhalationsapparat.

Sprühbehandlung mit Glukokortikoiden nach Breuninger

Anwendung: Solu-Decortin (Merck; 0,025 = 1 Ampulle)
mit 15 ml Aqu. bidest. verdünnen und davon 5 ml mit dem
Ballonspray auf die Schleimhaut sprühen.
D. 1- bis 2mal wöchentlich.

■ Wirkung
Abbremsen der entzündlichen Vorgänge.

Beachte: Anwendung nur, wenn die üblichen einfachen
Methoden versagen.

2.9.2.3. Milieuwechsel, Solekur
(Bad Reichenhall, Bad Ems, Bad Tölz, Bad
Salzuflen)

Die Pharyngitis chronica hyperplastica wird durch Sole-
inhalationen in den genannten Kurorten günstig beeinflußt (KRAHL, 1973).

3. Erkrankungen des Kehlkopfes

3.1. Laryngitis acuta des Erwachsenen

3.1.1. Allgemeines

■ Definition

Akute Entzündung von Teilen oder aller drei topographischen Abschnitte der Kehlkopfschleimhaut.

■ Ätiologie

Viren der akuten Erkältungskrankheiten, Bakterien (Staphylokokken, Streptokokken, Pneumokokken, Mischflora), Begünstigende Umstände sind bestimmte Jahreszeiten (Frühjahr, Herbst), Witterungswechsel, latente Nasennebenhöhlenentzündungen, Bronchitis, Mißbrauch von Nikotin und Alkohol, berufliche Überforderung der Stimme (Sänger, Redner, Lehrer u. a.), dauernde Mundatmung bei verlegter Nasenatmung, gewerbliche Staubeinwirkung (Metall-, Stein-, Holz-, Tabakstaub) oder Industriedämpfe (Mineralöldämpfe, Brom, Jod, Säuren).

■   Symptome

Die Laryngitis acuta beginnt mit Kitzeln und Trockenheitsgefühl im Hals. Wenig später kommt die Heiserkeit hinzu, die sich bis zur völligen Aphonie steigern kann. Husten.

■   Diagnose

Angaben der Anamnese und Symptome sind für die Diagnosestellung unzureichend, nur die Laryngoskopie bringt Gewißheit. Die Stimmbänder sind mehr oder weniger intensiv gerötet und aufgelockert. Sie weisen eine Gefäßzeichnung auf. Die Stimmbandbeweglichkeit ist verzögert, der Glottisschluß oft undicht. Im Bereich der hinteren Kommissur sieht man auf der geschwollenen und geröteten Schleimhaut zuweilen eine Schleimstraße. Taschenbänder und subglottische Region können einbezogen sein.

■   Differentialdiagnose

Tuberkulose bei einseitiger Stimmbandrötung, Diphtherie bei fibrinösen Belägen.

3.1.2.   Therapie

Diese Erkrankung wirft gewöhnlich keine großen therapeutischen Probleme auf, da sie zu einer *spontanen Ausheilung* neigt. Dazu ist in hohem Maße allerdings ein zweckmäßiges Verhalten, wie Einhalten von Stimmruhe und Einstellen des Rauchens erforderlich. Ärztlicherseits muß der Patient darauf aufmerksam gemacht werden, daß bei ungenügender Berücksichtigung dieser Gesichtspunkte die therapeutisch ungünstige chronische Form der Laryngitis zu befürchten ist. Zumal wenn kaum eine Beeinträchtigung des Allgemeinbefindens zu verzeichnen ist und infolgedessen die eigene Einsicht dazu gelegentlich fehlt, müssen die Patienten nachdrücklich darauf aufmerksam gemacht werden.

Außer der *Stimmruhe* und dem *Rauchverbot* sind *Inhalationen* und *Instillationen* brauchbare Behandlungsverfahren. Sie bringen unspezifische, antiphlogistische und abschwellende Substanzen an die angeschwollene, aufgelockerte und gerötete Schleimhaut. Vor der Inhalationsbehandlung mit Antibiotika, insbesondere mit Penizillin ist wegen der erheblichen Sensibilisierungsgefahr zu warnen. Wenn Aerosole mit Antibiotika hergestellt werden, eignen sich ausschließlich die sogenannten Lokalantibiotika wie z.B. Tyrothricin, Neomycin und Bacitracin. Indikationsgebiet dazu ist allerdings weniger die akute als die chronische Laryngitis.

Bei vielen Patienten ist die Laryngitis lediglich eine Teilmanifestation eines Infektes im gesamten Respirationstrakt, wobei Bronchitis und Tracheitis ebenfalls im Vordergrund stehen können. Werden Hustenreiz oder Hustenanfälle bei einer akuten Laryngitis beobachtet, empfiehlt sich deshalb die zusätzliche Gabe von *Antitussiva*, weil das ebenso wie die Stimmruhe zur Ruhigstellung der Glottis beiträgt.

Auf Antibiotika wird nur in wenigen Situationen bei gleichzeitiger bakterieller Superinfektion zurückgegriffen.

3.1.2.1.   Stimmruhe

Gewöhnlich reicht zur Einhaltung der Stimmruhe eine Arbeitsbefreiung des Patienten bis zu einer Woche aus (Patienten mit Sprechberufen). Auch der Gebrauch von Flüstersprache ist nicht ratsam.

3.1.2.2.   Rauchverbot

Nikotinabusus ist ein prädisponierender Faktor für die Entstehung der akuten Laryngitis, und es ist wohl selbstverständlich, daß nur durch Unterbrechung der Rauchgewohnheit eine schnelle Heilung begünstigt wird.

3.1.2.3. Inhalationen mit ätherischen Ölen, Antiphlogistika und schleimhautabschwellenden Substanzen

Menthol-Eukalyptus-Rezeptur

Rp. Menthol. 1,5
Ol. eucalypt. ad 10,0

D. Einige Tr. auf heißes Wasser geben und unter dem Tuch einatmen, gegebenenfalls auch in einen Bronchitiskessel.

■   Wirkung

Schwach antiseptisch, gering schleimhautabschwellend, „Erfrischungsgefühl" durch Erregung von Kälterezeptoren.

Beachte: Niemals bei Säuglingen und Kleinkindern anwenden, da dabei Laryngospasmus, Dyspnoe, Kreislaufschwäche, Erregungszustände sowie allergische Reaktionen der Haut auftreten können.

Inhalatio comp. DRF

Rp. Ol. Meth. piperit.   1,0
    Ol. Pin. Pumilion.
    Ol. Eucalypt.   aa ad   10,0

D. Etwa 20 Tropfen auf heißes Wasser geben und Dämpfe durch offenen Mund inhalieren.

■   Wirkung

Schwach sekretolytisch, subjektiv angenehm durch „Erfrischungsgefühl".

Flores Chamomillae

Rp. Extr. Chamomill. fluid.   20,0

D. Einige Tropfen auf heißes Wasser geben und inhalieren, ebenso in Bronchitiskessel oder Inhalationsapparat (Pari, Ritzau, Starnberg).

110

■   Wirkung

Antiphlogistische Wirkung durch die enthaltenen Azulene.

Kamille-Ephedrin-Rezeptur

Rp. Extr. Chamomill. fluid.   10,0
D,L-Ephedrin. hydrochloric.   0,5
Aqu.   ad 50,0

D. Im Inhalierapparat 20 Tr. auf 100 ml Wasser.

■   Wirkung

Ephedrin bewirkt Abschwellung der Schleimhaut und hat
broncholytische Eigenschaften. Antiphlogistisch durch Azulengehalt.

Tacholiquin (Bene-Chemie)

Natriumbikarbonat   2,0
Äthylenoxydäther eines Oktylphenol-
formaldehyd-polymers   1,0
Glycerol.   5,0
Aqu.   ad 100,0

I OP = 20 ml
D. 2mal tgl. 5 ml verdünnt mit 0,9%iger NaCl-Lösung als
Aerosol inhalieren. Auch Instillation (2 ml) oder Anwendung
im Spray ist möglich.

■   Wirkung
Vermindert die Oberflächenspannung und fördert dadurch
die Verflüssigung und das Abhusten von viskösem Sekret.

**3.1.2.4.   Instillationsbehandlung mit ätherischen
              Ölen, abschwellenden Mitteln und mit
              Antiphlogistika**

Kamille-Xylometazolin-Rezeptur

Rp. Extr. Chamomill. fluid.   5,0
Xylometazolin. hydrochlor.   0,02
Aqu.   ad 20,0

D. Tgl. 1mal Instillation von 1 ml mit einer Kehlkopfspritze in den Larynx bei Phonation.

■ Wirkung

Rasche Abschwellung durch Xylometazolin (siehe auch unter Otriven) und antiphlogistisch durch Azulene der Kamille.

Beachte: Vorwiegend symptomatische Besserung der Heiserkeit für einen begrenzten Zeitraum. Bei Patienten mit Sprechberufen sind derartige Anwendungen manchmal erwünscht.

Menthol-Ephedrin-Rezeptur

Rp. Menthol.	0,1
D,L-Ephedrin. hydrochlor.	0,1
Ol. oliv.	ad 20,0

D. Tgl. 1mal Instillation von 1 ml Öl mit der Kehlkopfspritze in den Larynx bei Phonation.

■ Wirkung

Abschwellend und leicht antiseptisch, Depotwirkung infolge von Olivenöl als Lösungsmittel.

Beachte: Paraffinum subliquidum nicht als Lösungsmittel verwenden, denn durch Aspiration werden in der Pulmo Paraffinome erzeugt.

Tyrosolvin-Aerosol (Tosse)

Basischer Polypeptidkomplex aus etwa 80% basischen Tyrocidinen und etwa 20% neutralen Gramicidinen
Tyrothricin 0,2, Cetylpyridiniumchlorid 0,1, Glucose 5,5
Aqu. dest. ad 100,0

I OP Tyrosolvin mit Aerosolapparat = 20,0
D. 3mal tgl. etwa 1 ml inhalieren.

112

■　Wirkung

Bakteriostatisch bis bakterizid gegen grampositive Bakterien und Kokken wirkendes Lokalantibiotikum, zur Verhinderung und Beseitigung einer bakteriellen Sekundärinfektion. Cetylpyridinium ist Lösungsvermittler.

3.1.2.5.　Antitussiva

Expectussin-Hustensirup (AG. f. med. Prod.)

D,L-Ephedrin-hydrochloric.	1,0
Extr. Thymi	10,0
Kal. sulfoguajacolic.	2,0
Saccharos.	50,0
Aqu.	ad 100,0

I OP = 180,0

D. Erwachsene 3mal tgl. 1 Eßlöffel, Kinder über 3 Jahre 3- bis 4mal tgl. ½ bis 1 Teelöffel, Kinder bis 3 Jahre 2- bis 3mal tgl. ½ Teelöffel.

■　Wirkung

Hustenstillend. Sekretolytisch durch Kal. sulfoguajacolicum.

Expectysat Bürger (Ysatfabrik)

Dialysat aus frischen Pflanzenteilen 18,0 aus Rad. Primulae, 6,0 aus Rad. Violae, 54,0 aus Herb. Thym. serp.; 7,0 Kal. sulfoguajac. in 100 g Tropfen; in 100,0 g Hustensaft 20,0 Expectysat.

I OP = 20 ml Tr. bzw. 120,0

D. Erwachsene 3mal tgl. 15 bis 20 Tr. bzw. 1 Teelöffel Hustensaft, Kinder 3mal tgl. 8 bis 10 Tr. bzw. ½ Teelöffel Hustensaft.

■　Wirkung

Sekretolytischer Effekt.

113

Kodeinhaltige Mittel:

Codeinum phosphoricum „MBK" Compretten 0,03; Codeinum phosphoricum „Woelm" 0,03

Morphinmethyläther
Codein. phosphoric. 0,03 je Tabl.

I OP = 10 Tabl.

D. 3- bis 5mal tgl. 1 Tabl.

■ Wirkung

Zentrale Dämpfung des Hustenreflexes.

Expectussin-Hustentropfen c. Codein (AG. f. med. Prod.)

Codein. phosphor.	0,8
Ephedrin hydrochlor.	1,0
Extr. Thymi	34,0
Benzaldehydcyanhydrin	0,06
Tinct. Ipecacuanhae	1,0
Tinct. Primul.	2,0
Sacch.	25,0
Aqu. dest.	ad 100,0

I OP = 20 ml

D. Erwachsene 3- bis 4mal tgl. 30 bis 40 Tr.

■ Wirkung

Kodein dämpft zentral den Hustenreflex. Thymian und besonders Ammoniumchlorid wirken als Expektorans (beschleunigen Sekretabtransport und führen zur vermehrten Bildung dünnflüssigen Sekrets), deshalb nicht ganz günstige Kombination.

Ticarda, Ticarda-Tabletten (Hoechst)

6-Dimethylamino-4,4-diphenyl-3-hexanonhydrochlorid
1-(4′ Hydroxyphenyl)-2-methylaminopropanolhydrochlorid

	Tabl.	Tr.
Normethadon hydrochloric.	0,0075	1,0
Suprifen hydrochloric.	0,010 je Tabl.	2,0
		Aqu. ad 100,0

114

I OP = 10 Tabl. bzw. 15 ml
D. Erwachsene tgl. 1 Tabl. oder 15 Tr., Kinder von 3 bis
14 Jahren tgl. $1/2$ Tabl. od. 5 bis 10 Tr. mit viel Flüssigkeit,
Säuglinge und Kleinkinder tgl. 2 bis 5 Tr. mit viel Flüssigkeit.

■ Wirkung

Zentrale Dämpfung des Hustenreflexes von langer Dauer
(etwa 10 Std.).

■ Nebenwirkungen

Übelkeit und Erbrechen, Gefahr der Sucht und Gewöhnung.

3.1.3. Literaturauswertung

Zur Behandlung der Laryngitis acuta ist die Inhalationsbehandlung allgemein üblich. Durchaus zu Recht können Pharmaka in
Wasserdampf oder in modernerer Form, in Aerosolen an die Kehlkopfschleimhaut herangebracht werden. Die zum Erreichen dieses
Abschnittes des Respirationstraktes notwendige Teilchengröße
von 2 bis 6 μ ist bei beiden Arten gewährleistet. Zur Herstellung
feinzerstäubter Lösungen (Aerosole) werden sowohl Taschen-
inhalatoren (z. B. Inhalator „Jerrofanzerstäuber") als auch größere Geräte benutzt. Die damit auch zu Hause durchführbare
Kaltvernebelung wird von manchen Patienten angenehmer empfunden als die Dampfinhalation. Moderne Inhalatoren für Physikalische Therapieabteilungen sind Ultraschall-Einzelinhalations-
geräte von den Firmen Ritzau, Starnberg (Pari), Lyssia-Werke
Wiesbaden, Dräger-Werke Lübeck. Die Vernebelung muß aber mit
einer groben Düse durchgeführt werden.
Wesentlich zum Erreichen hoher Arzneimittelkonzentrationen auf
der Schleimhaut ist eine zweckmäßige Atemtechnik. Nach STIEVE
(1956) sollen vom Patienten nicht mehr als 5 tiefe Atemzüge pro
Minute mit einer kleinen Pause nach jeder Exspiration durchgeführt werden. Durch höhere Atemfrequenz verringert sich die resorbierte Menge von 50% auf 10%.
Aerosole mit Penizillin sollten zur Behandlung aller Laryngitis-
formen nicht hergestellt und verordnet werden. Gute Resultate
mit dieser Applikationsmethode von Penizillin liegen schon

115

mit dieser Applikationsmethode von Antibiotika liegen schon einige Jahre zurück (WAGEMANN, 1952 und STIEVE, 1956). HEILMEYER und WALTHER, 1969 sowie KUSCHINSKY, 1966 u. a. kritisierten später dieses Verfahren. Die Kritik richtet sich nicht in erster Linie gegen eine zu geringe Wirkstoffkonzentration am Entzündungsort, die mit anderen parenteralen Applikationsverfahren besser und ausreichend erzielbar wäre. Kritisch ist dagegen die Sensibilisierungsgefahr, die besonders im Fall von Penizillin und noch mehr im Fall von Streptomyzin in der Aerosolform groß ist, zu vermerken. Die Sensibilisierung beruht auf dem 6-Aminopenicillansäuregrundgerüst des Penizillins. Ein einmaliger Kontakt mit Penizillin führt zur Eiweißbindung im Organismus und damit zum Entstehen von Vollantigenen. Der so sensibilisierte Organismus reagiert auf einen wiederholten Kontakt mit einer allergischen Reaktion einschließlich des seltenen anaphylaktischen Schocks. Allergien kommen nach v. WASIELEWSKI und SCHÜTZE (1967) bei 1 bis 10% der Patienten vor. Die Häufigkeit des anaphylaktischen Schocks wird mit 0,1 bis 0,3% angegeben (BLUM und DE WECK, 1965; FOX, 1965; GSELL, 1965). Es ist zu hoffen, daß auch in der Praxis mit derartigen Verordnungen nicht mehr gearbeitet wird. Zur antibiotischen Inhalationstherapie der Laryngitis acuta ist Tyrothricin am besten geeignet.

3.2. Laryngitis acuta im Kindesalter

3.2.1. Allgemeines

■ Definition

Siehe S. 107 unter Laryngitis acuta beim Erwachsenen. Wir fassen unter dem Oberbegriff Laryngitis im Kindesalter die Krankheitsbilder Laryngitis subglottica (Pseudocroup), Laryngotracheobronchitis fibrinosa und Epiglottitis zusammen, weil sie in therapeutischer Hinsicht zusammengefaßt werden können und müssen. Sie sind gekennzeichnet durch das Auftreten vorzugsweise nächtlicher Atemnot-

und Hustenanfälle ohne Prodromalerscheinungen, die eine
schnelle und meist nur stationär durchzuführende Therapie
erfordern.

■   Ätiologie

Für die virale, seltener auch bakteriell angenommene Ätiologie spricht die epidemische Häufung. Ätiologisch wurden
Grippevirus A, Parainfluenzavirus Typ 1 bis 3, Echo-
Virus Typ 11, Coxsackie-Virus A 9 und B 5 bei Kindern
am häufigsten gefunden (VIVELL, 1970). Nach VIVELL (1970)
beginnt die Infektion mit der elektrostatischen Adsorption
des Virus an das Flimmerepithel, dem Eindringen in die
Epithelzelle und den folgenden intrazellulären Vermeh-
rungszyklen. Es folgen Absterben und Ablösung der ge-
schädigten Flimmerepithelzellen. Es kann zu einer bakteriellen Superinfektion kommen. Damit verbunden ist ein
Toxin- und Infektsynergismus mit klinisch ungünstigem
Verlauf (ulzero-membranöse Entzündung). Auch Masern,
Scharlach, Pertussis oder Varizellen kommt ursächliche
Bedeutung zu. Eine bakterielle Mischflora, bestehend aus
Staphylokokken, Streptokokken und Pneumokokken sie-
delt sich sekundär an. In diesen Fällen ist der klinische Verlauf besonders bösartig. Gefährdet sind Kinder mit ex-
sudativ-allergischer Diathese. Wegen der zahlreich vorhandenen Drüsen und Gefäße, sowie wegen des reichlich
lymphatischen Gewebes zeigt die kindliche Schleimhaut eine
besondere Ödembereitschaft. Das kleine Tracheallumen
(⌀ von 4 bis 5,5 mm beim Neugeborenen gegenüber 15 bis
20 mm beim Erwachsenen) wird schon durch geringe
Schwellungszustände hochgradig eingeengt. Auf Grund der
besonderen anatomischen Verhältnisse entwickelt sich die
Atemnot stets sehr schnell, zumal der relativ hohe Sauerstoffbedarf und die geringen Muskelkräfte der Atemhilfsmuskulatur im Säuglings- und Kleinkindesalter sich bei
diesen Krankheitsbildern ebenfalls frühzeitig ungünstig
auswirken. Im Kleinkindesalter bis zu 3 Jahren sind diese
Laryngitisformen am häufigsten. Die Erkrankungsspitze
liegt beim 1 bis 2 Jahre alten Kind. Säuglinge haben im allgemeinen eine Leihimmunität von der Mutter, die etwa bis

zum 9. Monat ausreicht. Über zwei Drittel aller Erkrankungsfälle kommen im Altersbereich bis zu 5 Jahren vor. Selten treten sie noch nach dem 7. Lebensjahr auf. In den Gebieten der Oberrheinischen Tiefebene und der Alpenvorländer tritt die Erkrankung besonders häufig auf.

■   Symptome

Die Atemnot kann rasant aus einem kaum gestörten Allgemeinbefinden heraus auftreten. Inspiratorischer Stridor, Einsatz der Atemhilfsmuskulatur, Einziehungen, Husten, Heiserkeit, hohes Fieber. Die Kinder werden ängstlich, unruhig und zeigen ein livides bis blasses Hautkolorit. Schweißausbrüche.

■   Diagnose

Diese Erkrankungen sind am klinischen Bild ohne weiteres erkennbar. Eine Laryngoskopie sollte bei den ängstlichen und vermehrt reflexbereiten Kindern nicht erzwungen werden, da sich dadurch die Beschwerden verschlimmern. Im allgemeinen wird sie nur in der Klinik durchgeführt. Dort liegen Tracheotomie- oder Intubationsbesteck bereit. Bei der Laryngitis subglottica stellt man kugelige Vorwölbungen der subglottischen Schleimhaut fest. Die Laryngotracheobronchitis weist gleichartige Veränderungen unter Einbeziehung von Epiglottis und Taschenbändern auf, während man im Falle von Epiglottitis ein hochgradiges Epiglottisödem findet (8- bis 10faches ihres normalen Volumens).

■   Differentialdiagnose

Kongenitaler Stridor (Anamnese!)
Laryngospasmus (fehlende Entzündungszeichen)
Fremdkörperaspiration (Anamnese, Röntgenbild)

3.2.2.   Therapie

Die Klinikeinweisung ist zur sorgfältigen ständigen Beobachtung notwendig und soll durch die rasch einsetzende

Therapie eine Tracheotomie vermeiden. Immerhin ist mit einer Tracheotomiehänfigkeit von 3,5 bis 5% beim Pseudocroup zu rechnen (MASING und KAESS, 1956; OMBREDANNE und MOULONGUET, 1958). In neueren Statistiken (VIVELL, 1970) wird die Intubations- bzw. Tracheotomiehäufigkeit mit 1,6% angegeben (18 von 300 Kindern). Ein Tracheotomiebesteck ist immer in Bereitschaft zu halten.

Zur Behandlung werden Glukokortikoide gemeinsam mit Antibiotika gegeben. Von den Antibiotika haben sich Penizillin und Tetrazykline bewährt. Die Raumtemperatur im Krankenzimmer soll gleichmäßige Werte zwischen 20 und 24°C haben. Außerdem ist die Einatmungsluft mit dem Bronchitiskessel und durch Aufhängen feuchter Tücher am Bett anzufeuchten. O_2-Zufuhr ist ebenfalls ratsam. *Hustenstillende Mittel* sollten abhängig von den klinischen Erscheinungen gegeben werden. *Sedierende Mittel sind erwünscht*, allerdings sind wegen der Beeinträchtigung des Atemzentrums niemals Morphin oder morphinähnlich wirkende Mittel zu verwenden.

3.2.2.1. Solu-Decortin-H (Merck)

Ultracorten-H „wasserlöslich" (CIBA)
Prednisolon-21-hemisuccinat-Natrium (Merck) 0,025 oder 0,05 je Amp.
Prednisolon-21-tetrahydrophthalat-Natriumsalz (CIBA) 0,025 oder 0,05 je Amp.

D. Als Sofortmaßnahme 25 bis 50 mg ($\triangleq$ 1 bis 2 Amp.) i.v., falls das nicht möglich ist i.m. Dies kann abhängig vom klinischen Bild an den folgenden Tagen wiederholt werden, oder man geht zur Verabreichung per os mit Ultracorten-H (CIBA), Deltacortril (Pfizer), Hostacortin-H (Hoechst) über:

	Säuglinge	Kleinkinder
Beginn mit	10 bis 20 mg	20 bis 30 mg
Reduzierung tgl.	2,5 bis 5 mg	2,5 bis 5 mg

119

■ Wirkung

Starke entzündungswidrige Wirkung, 4- bis 5fach stärker als
Hydrokortison.
Wird nur 2- bis 3mal eine Injektion gegeben, ist anschlie-
ßend nicht das Umsetzen der Therapie auf abfallende
Prednisolondosen erforderlich.

3.2.2.2. Penizillin oder Tetrazykline

Einzelheiten siehe bei Otitis media.
Penizillin (N-Pc „ol", Aquacillin comp., Hydracillin forte
oder Tardocillin comp.) ist zur Abschirmung der Predniso-
lonbehandlung und zur Bekämpfung der bakteriellen
Superinfektion fast immer ausreichend.
Säuglinge 30 000 bis 100 000 IE/Tag und kg N-Pc „ol",
Kinder von 1 bis 12 Jahren 40 000 bis 20 000 IE/Tag und
kg N-Pc „ol" oder Säuglinge 400 000 IE Tardocillin comp.
aller 72 Stunden, Kinder von 1 bis 7 Jahren 600 000 IE
aller 72 Stunden.
Tetrazykline (Terravenös, Reverin) sind bei den Kindern,
die Penizillin nicht erhalten können *oder wo eine ungenügende Empfindlichkeit der Keime vorliegt*, von guter Wirksamkeit.
Terravenös intravenös 100 mg oder 250 mg i.v. oder Terramycin-Depot. i.m. je nach verwendetem Präparat.

D. Säuglinge und Kinder bis 3 Jahre 50 bis 100 mg, Kinder
über 3 Jahre 10 mg/kg bis zu Tagesdosen von 250 mg.

3.2.2.3. Sedativa

Atosil (Bayer)

N-(2'-Dimethylamino-propyl)-phenothiazin HCl
(Promethazin) 0,025 in 1 Drag., 22,6 mg (20 mg Base) in 1 ml
Tropfen bzw. 56 mg (50 mg Base) in 1 Amp. (2 ml)

120

I OP = 20 Drag. oder 50 Drag.
 = 10 ml oder 50 ml Tr.
 = 5 Amp./25 Amp./100 Amp.

D. 1 (bis 2) mg/kg per os oder i.m., Dosiswiederholung von Wirkungsdauer abhängig.

■　　　　Wirkung

Sedierend wirkendes Antihistaminikum. Dämpfung der psychomotorischen Übererregung. Durchbricht damit den durch Unruhe erhöhten, zusätzlichen Sauerstoffbedarf. Neuroleptische Wirkungskomponente.

■　　　　Nebenwirkungen

Allergie, adrenolytisch blutdrucksenkend, im Liegen kaum Blutdruckveränderungen, Mundtrockenheit, Tachykardie.

Valium 2; 5 und 10 „Roche" (Roche)

7-Chlor-1,3-dihydro-1-methyl-5-phenyl-2H-1,4-benzodiazepin-2-on (diazepam) 2,5 oder 10 mg in 1 Tabl. bzw. 10 mg in 1 Amp. (2 ml)

I OP Valium 2 = 20 Tabl.
　　　Valium 5 = 20 Tabl.
　　　Valium 10 = 20 Tabl.

D. Säuglinge 3mal tgl. 2 mg per os bzw. 5 mg i.m. oder langsam i.v., Kleinkinder 3mal tgl. 5 mg per os bzw. 5 mg i.m. oder langsam i.v., ältere Kinder 3mal tgl. 5 oder 10 mg per os bzw. 10 mg i.m. oder langsam i.v.

■　　　　Wirkung

Tranquillans (Verminderung der Angst). Angriffspunkt ist das limbische System im Hippocampus, den Mandelkernen und der Formatio reticularis. Sedierung.

■　　　　Nebenwirkungen

Halluzinationen, Doppeltsehen, verwaschene Sprache, Inkontinenz, Hautallergien.

Megaphen-Tropfen (Bayer)
Megaphen-Ampullen

Chlorpromazin. hydrochloric.   4,0
Aqu.   ad 100,0

I OP = 10 ml 1 Tr. $\triangleq$ 1 mg bzw. 25 mg pro Ampulle
(5 ml) oder 50 mg pro Ampulle (2 ml)
D. Kinder < 5 Jahre, 0,0005 bis 0,0002 g pro kg Körpergewicht 2- bis 3mal tgl., Kinder > 5 Jahre 2- bis 3mal tgl.
15 bis 20 Tr. oder 12,5 bis 25 mg i.m.

■   Wirkung

Sedierender Effekt ohne depressive Atemwirkung. Dämpfung
der bei dieser Erkrankung meist gesteigerten motorischen
Aktivität, daneben noch antiemetisch, schwach sympathikolytisch und ganglioplegisch.

■   Nebenwirkungen

Hautreaktion, Ikterus, Leukopenie

Verophen-Tropfen bzw. -Ampullen (Bayer)

Promazin phosphoric.   0,054 g in 1 ml Tropfen
bzw. Promazin. phosphoric. 0,026 je Amp.
Amp.
Aqu.   ad 100,0

I OP = 10 ml
1 mg $\triangleq$ 1 Tropfen $\triangleq$ 0,1 ml Ampullenlösung
D. 3mal tgl. 1 mg/kg oral, parenteral 3 bis 4mal 1 mg/kg i.m.

■   Wirkung

Die *motorisch außerordentlich unruhigen Kinder* mit Laryngitis subglottica *werden zentral sediert.* Dieser Effekt ist halb
so stark wie bei Megaphen ausgeprägt. Verophen wird
vom Pädiater wegen der nicht zu beobachtenden Gefäß-
dilatation (Blässe) und des ausbleibenden Tonusverlustes

122

der Muskulatur gegenüber Megaphen der Vorzug gegeben. Die Kinder sind ohne Beeinträchtigung der Nahrungsaufnahme gedämpft. Außerdem wird die psychische Anpassungsfähigkeit an das Krankenhaus gefördert, indem es die Ausbildung des emotionalen Gleichgewichtes erleichtert. Antiemetikum durch Dämpfung der Trigger-Zone.

■   Nebenwirkungen

Die Nebenwirkungen sind etwa die gleichen wie nach Gebrauch von Propaphenin, nur ist die Toxizität halb so groß. Zerebral geschädigte Kinder reagierten nach oraler Gabe mit vermehrter Speichelsekretion und Verschleimung des Rachens.

Luminaletten (Bayer)

Phenyläthylbarbitursäure
Phenobarbital   0,015 je Tabl.
I OP = 30 Tabl.
D. 2- bis 3mal tgl. 1 Tabl.

Allional-Suppositorien und Allional-Suppositorien für Kinder (Roche)

Aminophenazon	0,22	0,11	je Suppo-
Aprobarbital.	0,1	0,05	sitorium

I OP = 6 Supp.

D. Kinder 1- bis 2mal tgl. Kinderzäpfchen, Kleinkinder von 1 bis 4 Jahren 2- bis 3mal tgl. 1 Kinderzäpfchen, Kinder > 4 Jahre 1mal tgl. 1 Zäpfchen für Erwachsene.

■   Wirkung

Sedative Wirkung von Aprobarbital und antipyretischer Effekt von Aminophenazon (s. auch bei Rhinitis acuta des Säuglings und Kleinkindes).

3.2.2.4.   Antitussiva

Expectussin-Hustensirup (AG. f. med. Prod.)

s. bei Laryngitis acuta d. Erwachsenen

D. 2- bis 4mal tgl. $^1/_2$ bis 1 Teelöffel

Pertussin-Sirup (Taeschner)

Extract. Thymii	15,0
Extract. Droserae	0,12
Sol. sacch.	ad 100,0

D. 3- bis 4mal tgl. ein Teelöffel

■   Wirkung

Expektorans bes. bei Krampfhusten.

Mixt. Ipecacuanhae pro infantibus DRF

Tinct. Belladonn.	2,0
Tinct. Ipecacuanhae	2,5
Sirup. Aurantii	25,0
Aqu.	ad 100,0

D. 2- bis 4mal tgl. $^1/_2$ bis 1 Teelöffel. Haltbarkeit 10 Tage, Mixtur vor Gebrauch schütteln!

■   Wirkung

Spasmolytischer Effekt durch Belladonnaextrakt. Radix Ipecacuanhae enthält das Emetin als Expektorans (periphere Erregung zentripetaler Nervenfasern in der Magenschleimhaut führt zur Drüsensekretion im Respirationstrakt).

■   Nebenwirkungen

Bei Überdosierung Brechreiz.
Belladonnaüberdosierung: Erregungszustände, Pupillenerweiterung. Trockene, heiße und rote Haut, Trockenheit im Munde.

3.2.2.5. Maximale Luftbefeuchtung

Eine hohe Luftfeuchte (80 bis 90%) wird mit dem Bronchitiskessel und durch Aufhängen feuchter Tücher, besser noch mit einem Ultraschallvernebler am Bett erzeugt. Häufige Kontrollen einer gleichmäßigen, optimalen Raumtemperatur von 18 bis 22°C sind erforderlich, um eine zusätzliche Belastung des Kreislaufs durch Wärmestau zu vermeiden.

3.2.2.6. O_2-Zufuhr

Der Sauerstoffapparat und ein Intubationsbesteck zur nasotrachealen Intubation werden in Bereitschaft gehalten. Sauerstoffzufuhr und Intubation überbrücken die Zeit bis zur Tracheotomie. Zur Verhütung der früher häufigeren Tracheotomiekomplikationen wird heute vermehrt die nasotracheale Langzeitintubation mit gewebefreundlichen, speziellen Plastiktuben (Portex, Ruschelit) ohne Manschette empfohlen (BECKMANN, 1970; STEMMANN, 1970). Intubiert wird, wenn die Pulsfrequenz über 160 Schläge in der Minute ansteigt. Bei einjährigen Kindern eignet sich der Ch 18, bei dreijährigen der Ch 22 und bei sechsjährigen Kindern im allgemeinen der Ch 26 Tubus. Die durchschnittliche Liegedauer der Trachealtuben beträgt 4 Tage. Die Intubationsbehandlung erfordert einen hohen pflegerischen Aufwand. Die Gefahren dieser Therapie liegen im unbemerkten akuten Tubusverschluß und in der unbeabsichtigten Extubation. Als Spätfolgen kommen durch die Traumatisierung Glottis- und Trachealstenosen vor.

3.2.2.7. Kreislaufmittel

Therapieplan zusammen mit Pädiater.

Cedilanid-Tropfen (Sandoz)

Lanatosid C	0,1
Äthanol	43,2
Glycerol	0,6
Aqu.	ad 100,0

I OP = 25 ml, 1 ml $\triangleq$ 1 mg $\triangleq$ 30 Tr.

D. Säuglinge über 3 Mon. 3mal 3 bis 5 Tr., Erhaltungsdosis 3mal 1 bis 2 Tr.; Kinder von 1 bis 6 Jahren 3mal 5 bis 10 Tr., Erhaltungsdosis 3mal 2 bis 3 Tr.; Kinder von 7 Jahren an 3mal 10 bis 18 Tr., Erhaltungsdosis 3mal 5 bis 6 Tr.

■　　Wirkung

Erhöht Kontraktilität des Herzmuskels.

■　　Nebenwirkungen

Lanatasid C kumuliert wenig. (Extrasystolen, Erbrechen, Sehstörungen, Durchfälle.)

3.2.2.8.　Kontrolle des Wasserhaushaltes

Flüssigkeitsersatz evtl. durch Infusion (Zusammenarbeit mit Pädiatrie!). Wenn durch starke Schweißausbrüche erhebliche Flüssigkeitsverluste aufgetreten sind, müssen diese mit Infusionen ausgeglichen werden. Der respiratorische Flüssigkeitsverlust nach der Tracheotomie beträgt in 24 Stunden 400 bis 700 ml.

3.3.　　Laryngitis chronica hyperplastica

3.3.1.　　Allgemeines

■　　Definition

Es handelt sich um eine umschriebene oder diffuse, durch submuköse Bindegewebszunahme und subepitheliales Ödem gekennzeichnete Entzündung der Larynxschleimhaut.

■ Ätiologie

Die gleichen Ursachen wie bei der akuten Form. Die dort
angeführten begünstigenden Umstände unterhalten die
Entzündung.

■ Symptome

Heiserkeit, Husten, Auswurf, Trockenheits- und Fremdkörpergefühl, Kratzen im Hals.

■ Diagnose

Laryngoskopisch sind die Stimmbänder plump, walzen-
förmig verdickt, hochrot, bei der Phonation meist kein vollständiger Stimmlippenschluß (Internusparese als Folge entzündlicher Beteiligung d. M. vocalis), Schwellungen der
Taschenbänder (Taschenbandstimme als Folge des früheren
Zusammenstoßens der Taschenbänder bei der Phonation),
Bildung von Pachydermien (schmutzig-weißliche Epithel-
verdickungen): an der Kehlkopfhinterwand zwischen den
Stimmbändern oder im Bereich des Processus vocalis treten
gefältelte Wucherungen auf. Gelegentlich kommt es zu
einem Prolaps des MORGAGNIschen Ventrikels, der als roter
Wulst zwischen Taschenband und Stimmlippe sichtbar wird.

■ Differentialdiagnose

Bei jeder Hyperplasie ist eine Verwechslung mit bösartigen
Neubildungen möglich, weshalb in Zweifelsfällen ein Ge-
websstückchen zur feingeweblichen Untersuchung ent-
nommen wird.

3.3.2.   Therapie

Die chronisch-hyperplastische Laryngitis bedarf einer
intensiven Ursachenforschung. Man wird diese Diagnose erst
nach Ausschluß eines Karzinoms und deshalb mit einer
gewissen Zurückhaltung stellen. Daraus leitet sich die fort-
laufende *laryngoskopische Beobachtung* dieser Kranken durch
einen erfahrenen Laryngologen als zweiter Behandlungs-

grundsatz ab. Wertvolle Hinweise für eine beginnende maligne Entartung bekommt man von der direkten Laryngoskopie; letzte Klarheit über *suspekte Bezirke* schafft das *histologische Bild* nach der *diagnostischen Exzision* aus jenen Bereichen.

Therapeutisch ist an den Ausschluß exogener Reizfaktoren, wie Lufttrockenheit, Staub, Hitze, Nikotin und Industriedämpfe zu denken. Außerdem müssen die Nasenhöhle, der Nasenrachenraum und die Nasennebenhöhlen (Röntgenbild der NNH regelmäßig anfertigen!) saniert sein. Ratsam ist die Kontrolle von Herz und Lunge.

Prinzipiell gibt es keine großen Unterschiede in der konservativen Therapie zwischen der Laryngitis acuta und der Laryngitis chronica hyperplastica. Sie kann im entsprechenden Abschnitt (Punkt 2 bis 4 und 6) nachgelesen werden. Zusätzlich ergeben sich noch einige besondere, unten erläuterte Gesichtspunkte.

3.3.2.1. Kombination von Antibiotika mit Glukokortikoiden

Die Kombinationsbehandlung wird über einen Zeitraum von 10 bis 15 Tagen durchgeführt. Nach dieser Zeit sind sekundär-entzündliche Erscheinungen, wie submuköse Ödeme, soweit abgeklungen, daß tumorverdächtige Regionen plötzlich überschaubar zu Tage treten.

Als Antibiotika sind Penizilline sowie Tetrazykline gut geeignet.

Antibiotika

Penizillin N-Pc „ol", Hydracillin forte, Hormocillin forte, Aquacillin comp. oder Tardocillin comp.

Dosierung s. auch Otitis med. der Erwachsenen und Nasenfurunkel.

Terramycin-Kapseln 0,25 (Pfizer)
bzw. Macocyn 500 (Mack)

Antibiotikum aus dem Aktinomyzes-Pilz Streptomyces rimosus
Oxytetracyclin. hydrochloric.   0,25 bzw. 0,5 je Kapsel (Macocyn)

128

I OP = 16 Kapseln oder Terramycin bzw. 10 oder 20 Kapseln Macocyn.

D. 4mal 1 bis *4mal 2 Kapseln* von Terramycin oder 4mal 1 Kapsel von Macocyn in regelmäßigen Abständen nach dem Essen (8stündige Nachtruhe kann eingehalten werden). Dauer der Anwendung: 10 bis 15 Tage.

■　　Wirkung

Breites antibakterielles Wirkungsspektrum (grampositive und gramnegative Kokken, grampositive Stäbchen, Spezies gramnegativer Stäbchen und schraubenförmige Erreger). Die bakteriostatische Wirkung beruht auf einer Hemmung der Proteinsynthese im Bakterienzytoplasma.

Beachte:　　Vorsicht bei Leberparenchymerkrankungen, kontraindiziert in der 2. Hälfte der Schwangerschaft.

■　　Nebenwirkungen

Übelkeit, Erbrechen, Durchfälle infolge Verminderung der Koli-Flora und Hemmung von Fermenten im Darm.
Störung der Bakterienflora in der Mundhöhle führt zur Stomatitis und Soorbildung in der Mundhöhle.

Tantum biotic (Kali-Chemie; Tropon)

Kombinationspräparat aus Tetracyclin und Benzydamin.
Antibiotikum aus Aktinomyzes-Pilz Streptomyces rimosus:
Tetracyclin HCl (hydriertes Chlortetrazyklin) 250 mg in 1 Kapsel
Benzydamin　　　　　　　　　　　　　　50 mg in 1 Kapsel

I OP = 16 Kapseln
D. 4mal tgl. 1 Kapsel zu oder nach den Mahlzeiten.
Kontraindikationen: Patienten mit Leber- bzw. Nierenschäden; in der Gravidität und Kinder bis zum 8. Lebensjahr.

129

■ Wirkung

Antibiotischer Effekt wie oben bei Terramycin beschrieben. Benzydamin wirkt antiphlogistisch schleimhautabschwellend. Günstige Kombination für dieses Krankheitsbild.

■ Nebenwirkungen

Gastrointestinale Reizerscheinungen mit Übelkeit. Gelbverfärbung der Zähne und Zahnschmelzdefekte, deshalb nicht Kindern vor Abschluß der Zahnentwicklung und graviden Frauen in der zweiten Hälfte der Schwangerschaft.

Bisolvonat (Thomae)

N-Cyclohexyl-N-methyl-(2-amino-3,5-dibrombenzyl)-aminhydrochlorid (Bromhexin) 8 mg und Erythomycin 500 mg in 1 Tabl.

I OP = 10 bzw. 20 Tabl.

D. 2mal tgl. 1 Tabl.

■ Wirkung

Bromhexin wirkt sekretolytisch. Zur Erythromycinwirkung siehe bei Angina lacunaris.

■ Nebenwirkung und Nachteile

Gastrointestinale Reizerscheinungen (weiche Stühle), Allergie, rasche Resistenzentwicklung der Erreger.

Maxifen (Boehringer, MBK)

Pivampicillin (synth.) 350 mg in 1 Kapsel

I OP = 30 Kapseln

D. Erwachsene und Jugendliche unzerkaut 3mal tgl. 2 Kapseln Maxifen.

Beachte: Patienten mit anamnestisch bekannter Penizillinallergie sollen kein Pivampicillin erhalten, ebenso Gravide.

■ Wirkung

Bakterizid wirkendes Breitbandpenizillin gegen gramnegative und grampositive Bakterien (Streptokokken,
nicht penicillinasebildende Staphylokokken, Pneumokokken). Rasche und fast vollständige Resorption in den proximalen Darmabschnitten, höhere Serumkonzentrationen als
von Ampicillin. Blutspiegelmaximum bereits nach 60 bis
90 Minuten erreicht.

■ Nebenwirkungen und Nachteile

Reizerscheinungen im oberen Verdauungstrakt (Sodbren-
nen, Erbrechen, Druckgefühl im Oberbauch), Allergie,
möglicherweise Leberveränderungen.

Glukokortikoide

Deltacortril (Pfizer),
Hostacortin H (Hoechst),
Ultracorten H (CIBA)

Prednisolon   0,005 je Tabl.

I OP = 20 Tabl.
D. Beginn mit 50 mg (10 Tabl.) in 4 bis 5 Einzeldosen nach
den Mahlzeiten. An den nächsten Tagen Reduzierung der
Dosis um tgl. 5 mg bis zum 10. Tag. Erhaltungsdosis von
5 mg bis zum 15. Tag.

■ Wirkung und Kontraindikationen

s. auch Larynxödem und Rhinopathia allergica.

Beachte: Abschließende ACTH-Gaben sind überflüssig,
denn infolge Verordnungsweise mit abfallenden
Prednisolondosen wird die eigene ACTH-Pro-
duktion ohnehin angeregt.

131

9*

3.4. Larynxödem

3.4.1. Allgemeines

■ Definition

Es handelt sich um eine tiefgreifende Entzündung des Kehlkopfes, die durch seröse oder serofibrinöse Infiltration in der Submukosa bzw. im Stimmband gekennzeichnet ist.

■ Ätiologie

Fast ausnahmslos sekundär durch entzündliche, allergische oder traumatische Einwirkungen, selten als primäre, ätiologische noch unklare Erkrankung.

Entzündliche Ätiologie: Infektionen mit Grippeviren, kollaterales Ödem bei Abszessen oder Phlegmonen im paratonsillaren Zungengrund- oder Mesopharynxgebiet.

Sekundäre Entzündungen nach Kehlkopftraumen, Verbrühungen, Verätzungen. Karzinome, Tuberkulose oder Lues können ebenfalls von Larynxödemen begleitet sein. Radium, Kobalt- oder Röntgenbestrahlungen des Kehlkopfes rufen sie hervor.

Das REINKE-Ödem des Stimmbandes ist Ausdruck einer sekundärchronischen Stimmbandentzündung bei chronischer Sinusitis maxillaris.

Nichtentzündliche Ätiologie: Insektenstiche; Stauungsödeme bei Herz- und Lebererkrankungen, Mediastinaltumoren, Struma, Aortenaneurysma.

Allergische Ätiologie: Das „Angioneurotische"-Larynxödem (QUINCKE) wird nach Fischgenuß, nach Verabreichung von Chinin, Salizylaten, Penizillin, Phenothiazinen, Pollenextrakten, Sera und Vakzinen beobachtet.

■ Symptome

Unbehandelt stellt sich schon bei geringen körperlichen Belastungen ein inspiratorischer Stridor ein. Es beginnt mit Fremdkörpergefühl und Schluckstörungen, je nach Sitz treten Phonationsstörungen auf.

■　　　　　Diagnose

Umschriebene oder diffuse, blaßrosa bis gelbliche glasige Anschwellung im Kehlkopfgebiet.

■　　　　　Differentialdiagnose

Die Differentialdiagnose ergibt sich aus der Ätiologie. Hervorzuheben sind nach der Häufigkeit Insektenstiche, Verletzungen durch Fremdkörper, kollaterales Ödem eines infizierten Tumors, Strahlentherapie von Tumoren, Begleitödem beim Paratonsillarabszeß.

3.4.2.　　Therapie

Die Therapie besteht zunächst in *medikamentösen Notfallmaßnahmen*, um die akute Atemnot bzw. die Gefahr einer drohenden akuten Atemnot zu vermindern. Die unverzügliche Aufnahme des Patienten in die Klinik kann als Grundregel angesehen werden. Wenn keine ausreichende Besserung eintritt, wird mit der Tracheotomie nicht zu lange gewartet. Zum Tumorausschluß wird wenige Tage nach Rückbildung des Ödems die genaue direkte Laryngoskopie durchgeführt.

3.4.2.1.　　Solu-Decortin-H (Merck), Ultracorten-H „wasserlöslich" (CIBA) bzw. Deltacortril (Pfizer), Hostacortin-H (Hoechst) bzw. Ultracorten-H (CIBA)

Prednisolon. hemisuccinat.　　　0,025 bzw. 0,05 je Amp.
bzw. Prednisolon. acetic.　　　　0,005 je Tabl.

D. 50 bis 75 mg i.v. an den folgenden Tagen Tabl. per os: *Beginn mit 40 mg (8 Tabl.) verteilt nach den Mahlzeiten,* danach tgl. um 5 mg abfallende Dosen.

■   Wirkung

Stark entzündungswidrig, Hemmung mesenchymaler Reaktionen, Bremsung aller allergischen Vorgänge.

■   Kontraindikation

Hypertonie, *Magen-Darm-Ulzera, Diabetes mellitus, Tuberkulose,* Herzinsuffizienz, chronische Nephritis, Psychosen,
Osteoporosen.

3.4.2.2.   Calcium gluconicum „Woelm" 10% (Woelm) oder Calcium-Sandoz (Sandoz)

| Calc. gluconic. | 9,0 | bzw. Calc. gluconolactobionic. | 10,0 |
| Calc. saccharic. | 0,71 Aqu. | | ad 100,0 |

Aqu.   ad 100,0

I Amp. = 10 ml
D. 10 ml langsam i.v., Injektionsdauer 10 bis 15 Minuten.
Calcium gluconicum kann auch i.m. gegeben werden.

■   Wirkung

Gefäßabdichtung bei erhöhter Gefäßwanddurchlässigkeit.
Günstig, wenn eine allergische Ödemgenese vorliegen sollte.

■   Nebenwirkungen

Wärme und Hitzegefühl während der Injektion. Herzschädi-
gung bei zu schneller Injektion.

3.4.2.3.   Abschwellender Kehlkopfspray

Otriven (CIBA)
Zusammensetzung s. Rhinitis acuta

D. 0,5 ml Otriven mit 0,5 ml 0,9%igem NaCl auf die Hälfte verdünnen und mittels Ballonspray im Pharynx zerstäuben.

Nasivin-Aerosol (Merck)

D. 2- bis 3mal tgl. bei tiefer Inspiration im Pharynx zerstäuben.

3.4.2.4. Antibiotika und Antihistaminika

Penizillin

(N-Pc „ol", Tardocillin comp.) *evtl. Tetrazykline* (Terramycin, Terravernös; Reverin).

Anwendung und Dosierung s. Abschnitt Laryngitis acuta.

Antihistaminika

Pharmaka zur Applikation per os. Dosierung s. Abschnitt Rhinopathia allergica.

3.5. Larynxpapillomatose (im Kindesalter)

3.5.1. Allgemeines

■ Definition

Es handelt sich um fibroepitheliale Geschwülste (gefäßreicher Bindegewebsgrundstock von vielschichtigem, atypischen verhornendem Plattenepithel überzogen) des Kehlkopfes von großer Rezidivneigung.

■ Ätiologie

Sie rechnet zu den Pseudotumoren. Im elektronenoptischen Bild konnten mehrfach virusähnliche Partikel nachgewiesen werden. Eine Virusgenese ist aber bisher nicht sicher bewiesen. Beide Geschlechter erkranken gleich häufig. Das bevorzugte Altersbereich des ersten Auftretens ist das Vorschulalter zwischen dem 2. und 4. Lebensjahr.

■ Symptome

Je nach Lokalisation Heiserkeit, bei ausgedehnteren Befunden Atemnot. Eine Tracheotomie ist nicht immer vermeidbar.

■ Diagnose

Larynskopisch an den Stimmbändern sitzende rosafarbene oberflächlich auch weißliche, zottige oder blumenkohlartige Gebilde. Auch subglottisch, im Arygebiet und an der Epiglottis können sich Papillome bilden. Zuweilen sind sie panlaryngeal verbreitet. Absiedlungen im Bronchialbaum werden beobachtet.
Die feingewebliche Sicherung des Befundes ist nach diagnostischer Exzision von suspektem Gewebe erforderlich.

■ Differentialdiagnose

Larynxfehlbildungen
Fremdkörper (intralaryngeal oder intratracheal)

3.5.2. Therapie

Auf der wahrscheinlichen Virusätiologie aufbauende Therapievorschläge mit Breitbandantibiotika (Aureomyzin von HOLINGER, JOHNSTON und ANISON, 1950; BRADBURN, 1951; GREEN, 1953; SABOCZYNSKI, 1958; MAJOR, 1958; BABLIK, 1959) sind auf keinen Fall den zahlreichen unspezifischen Behandlungsmethoden überlegen, zumal die vorgeschlagene Zufuhr von Aureomyzin über einen langen Zeitraum von Monaten aus allgemein-bakteriologischen Gründen bedenklich ist (BREUNINGER, 1964). Bisher konnte eine kausale Therapie noch nicht gefunden werden, immerhin sind mit einigen konservativen und operativen Methoden beachtliche Erfolge erzielt worden, die wesentlich größer als nach Antibiotikagaben sind. Sämtliche Methoden können nicht genannt werden; die Fülle der Vorschläge weist darauf hin, daß nicht alle optimal sind. Eine brauchbare Methode stellen Pinselungen der Papillome mit dem Mitosegift Podophyllin dar (JAKOBI, 1954, 1956, 1963; EY und SCHWAB, 1958 und DECHER, 1961). Neuerdings erregten die endolaryngeale Ultraschallapplikation (ARSLAN und RICCI, 1966, und PREIBISCH-EFFENBERGER, 1966) sowie die extreme, endolaryngeale Kälteapplikation mit flüssigem Stickstoff (SCHLÄPPI, 1966) Aufmerksamkeit. Nach HO-LINGER und Mitarb. (1962, 1968) werden aus dem mit Papillomgewebe des Trägers hergestellten Autovakzinen gute Behandlungsresultate erzielt. Die modernen Verfahren sind dazu geeignet, das Leiden soweit zu bessern, daß die in früheren Zeiten als einzige Hilfsmaßnahme übliche Tracheotomie weitgehend vermieden werden kann. Die Rezidivneigung der kindlichen Larynxpapillome ist nicht so gut beeinflußbar, sie wird manchmal während der Pubertät spontan geringer.

3.5.2.1. Podophyllinpinselung

Mitosegift aus Podophyllum peltatum L.
Podophyllumlignane (Podophyllotoxin und Peltatin)
Rp. Podophyllin.   15,0
Propylenglycol.   ad 100,0

D. 2mal tgl. Pinselung der Larynxschleimhaut für einen Zeitraum von 14 Tagen. Vorhergehende Anästhesie nicht erforderlich.

■   Wirkung

Angriffsort der wirksamen Podophyllinspaltprodukte (Lignane) ist der Zellkern in der Teilungsphase. Es kommt zur

137

Zerstörung wachsender und in Teilung befindlicher Zellen. Ferner wurde eine Hyalinisierung der Kapillarwände im Papillomstroma beobachtet.

■ Nebenwirkungen

Gelegentlich Brechreiz und Diarrhoe (Dünndarmreizung vom verschluckten Medikament).

3.5.2.2. Chirurgische Abtragung

In Narkose wird nach Einstellung des Larynx mit dem Laryngoskop, am besten unter Verwendung des Instrumentariums nach KLEINSASSER und gegebenenfalls unter Zuhilfenahme des Operationsmikroskops, das Papillommaterial sorgfältig abgetragen. Die Abheilung erfolgt unter manchmal recht störender Narbenbildung. Die Rezidivneigung bleibt unbeeinflußt. Außerdem ist eine Verschleppung abgelöster Papillome in die unteren Atemwege möglich.

3.5.2.3. Endolaryngeale Ultraschallapplikation

■ Methode

Verwendung des Ultraschallgenerators TuR US 5 mit einem zylinderförmigen Ultraschallschwinger von 6 mm Durchmesser und 1,5 cm Länge. Der Ultraschallschwinger ist am Ende eines dünnen Haltestabes zur gezielten Applikation auf den Papillombezirken angebracht. Die Leistung des Applikators beträgt 5 W/cm^2 mit einer Frequenz von 0,8 MHz.

■ Wirkung

Mechanische Zellzerstörung im behandelten Gewebebereich. Tiefenwirkung abhängig von den Grenzflächen etwa 2 bis 5 mm.

3.6. Nachbehandlung bei Tracheotomie

3.6.1. Allgemeines

Nach der Tracheotomie ist immer eine *sorgfältige Bronchial-toilette* erforderlich. Diese Aufgabe wird von einem geschulten und eingearbeiteten Kollektiv von Schwestern und Ärzten am besten gelöst. Das Absaugen schleimigen Sekretes, das sich wenige Stunden nach dem Eingriff gewöhnlich einstellt, gelingt leichter als die Entfernung von Fibrinbelägen und Borken bei der Laryngotracheobronchitis fibrinosa. Fibrinbeläge und Ausgüsse von Borken verlegen die Lumina von Trachea und Hauptbronchien sehr leicht, so daß sie zur Beseitigung der Atemnot rasch entfernt werden müssen. Man kann medikamentös für eine frühzeitige Auflösung dieser Fibrinbeläge und Borken, noch ehe eine Atemwegstenose entstanden ist, sorgen (LEICHER, 1941; SCHUBERT, 1955; MOUNIER-KUHN, 1957; LEEGARD, 1960; BECKMANN, 1963 und 1970; JATHO, 1970). Hierzu hat sich BECKMANN (1970) das Einträufeln einer Mischung bestehend aus Tacholiquin® (1%), Nebacetin® und Bepanthen® im Verhältnis 10:1:1 am besten bewährt. Die Applikation soll in halb- bis einstündigen Abständen erfolgen. JATHO (1970) beobachtete in seinem Krankengut keinerlei fibrinös-stenosierende Tracheitiden mehr, seit er die lokale Infektion der Trachea durch Eintropfen chloramphenicolhaltiger Ohrentropfen (Paraxin®-Ohrentropfen) behandelt.

Die im folgenden erwähnten Maßnahmen zur Nachbetreuung und Bronchialtoilette sind nicht isoliert voneinander zu gebrauchen. Häufig wird man auf mehrere Methoden gleichzeitig zurückgreifen. Auch eine zeitlich abgestufte Reihenfolge der Anwendung soll aus den angeführten Gesichtspunkten nicht abgeleitet werden.

3.6.2. Antibiotika und Glukokortikoide

Die präoperativ begonnene Therapie mit Antibiotika und Glukokortikoiden wird fortgeführt (s. vorangegangenen Abschnitt).

139

3.6.3. Aerosole

Tacholiquin (Bene-Chemie)

Äthylenoxydäther eines Oktylphenol-formaldehyd-Kondensationsproduktes   1,0
Natriumbikarbonat   2,0

I OP = 5 und 20 ml

D. Anwendung A:

Mit der Pipette in regelmäßigen Abständen (etwa stündlich) einige Tropfen durch die Kanüle in die Trachea geben und nach einigen Minuten das verflüssigte Sekret absaugen. Tagesverbrauch etwa 10 bis 15 ml Tacholiquin.

Anwendung B:

Einige Milliliter der 0,1%igen Lösung (liegt ebenfalls als Fertigpräparat vor, I OP = 250 ml) verdünnen und kontinuierlich mit Ultraschallinhalationsgerät (Pari, Ritzau Starnberg, Dräger-Werk Lübeck, Lyssia-Werk Wiesbaden) im Raum vernebeln. Erreichbare Teilchengröße: 1 bis 5 μ.

■ Wirkung

Durch Herabsetzung der Oberflächenspannung Verflüssigung von Sekret in den Luftwegen. Borken und Fibrinmembranen lassen sich leichter mit dem Sauger oder instrumentell entfernen.

Mucolyticum Lappe (Lappe)

N-Azetylzystein 0,4 je Ampulle
1 Amp. = 2 ml und 10 ml

D. Anwendung A:

Mit der Pipette in regelmäßigen Abständen (etwa stündlich) einige Tropfen der auf die Hälfte verdünnten Lösung in die Trachea geben und anschließend Absaugen des Sekretes.

140

Anwendung B:

Vernebeln mit einem Aerosolgerät (s. oben) oder Hand-
aerosolapparat etwa 2 ml einer verdünnten 10%igen Lösung.

■   Wirkung

Verflüssigung von Schleim soll auf der Spaltung von Di-
sulfidbindungen im Eiweißmolekül beruhen.

■   Nebenwirkungen

Reizung der Bronchialschleimhaut bei höheren Konzentrationen (20% und darüber), Bronchospasmen. Zuweilen
zwingt eine Verschlechterung des Krankheitsbildes zum
Absetzen der Mucolyticum-Therapie.

Aludrin (Boehringer „Ingelheim")

Isoprenalin. sulfuric.	1,0
Aethanol.	8,0
Aqu.	ad 100,0

I OP = 10 ml

D. 0,3 bis 0,5 ml mit Handvernebler zerstäuben, 2 bis 3
Atemzüge lang, evtl. auch 5- bis 10fach mit Aqu. dest.
verdünnt im Aerosolgerät.

■   Wirkung

Broncholytischer Effekt (β-Sympathikomimetikum, dadurch inhibitorische Effekte an der glatten Bronchial-
muskulatur), günstig bei stenosierender Bronchiolitis.

■   Nebenwirkungen

Tachykardie (pos. chronotrope Herzwirkung), Auslösung
ventrikulärer Arrhythmien.

Alupent (Boehringer „Ingelheim")

1-(3,5-Dihydroxy-phenyl)-2-isopropylamino-äthanol-sulfat
(Orciprenalin) 2%ige Lösung

141

I OP = 20 ml

D. 5 bis 10 bis 15 Atemzüge der mit Handvernebler oder mit Aerosolgerät zerstäubten Lösung.

■ Wirkung

β-Sympathikomimetikum mit ähnlicher Wirkung wie Aludrin®. Effekt hält länger an.

■ Nebenwirkung

Positiv chronotrope Herzbeeinflussung etwa 10- bis 20mal schwächer als von Aludrin®.

■ Kontraindikationen

Siehe oben.

Kontraindiziert bei Patienten mit Thyreotoxikose und idiopathischer Aortenstenose.

Nebacetin-Lösung (Byk-Gulden)

Antibiotikum Neomyzin aus Streptomyzespilz Streptomyces fradiae

Antibiotikum Bacitracin (Polypeptid mit hohem Molekulargewicht) aus Bacillus subtilis

Neomyzinsulfat	5 mg	⎰ je 1ml Lösung
Bacitracin	250 E	⎱

I OP = 10 ml

D. Anwendung A:

3- bis 4mal tgl. 1 ml Lösung evtl. gemischt mit Tacholiquin 1% im Verhältnis 1:10 durch das Tracheostoma in die Trachea geben.

Anwendung B:

Vernebeln von 1 bis 2 ml mehrmals tgl. im Aerosolapparat oder Handaerosolgerät.

Beachte: Evtl. mit Aludrin vorinhalieren lassen.

■ Wirkung

Antibiotikakombination von guter lokaler Verträglichkeit
auf Schleimhäuten. Neomyzin ist ausgesprochen gewebs-
freundlich. Neomyzin und Bacitracin mit bakteriostatisch
bis bakterizider Wirksamkeit gegen fast alle pathogenen
grampositiven und gramnegativen Keime. Bacitracin
hemmt die Zellwandsynthese von grampositiven und gramnegativen Kokken sowie von gramnegativen Stäbchen in
der Proliferationsphase.

3.6.4. Täglicher Kanülenwechsel

Der Kanülenwechsel wird jeden Tag vorgenommen. Druck-
schädigungen der Trachea in Höhe des Kanülenendes können auf diese Weise weitgehend vermieden werden.

3.6.5. Entfernung von Sekret, Fibrinbelägen und Borken

3.6.5.1. Saugung

Regelmäßiges Absaugen von Sekret je nach Notwendigkeit
etwa alle 15 bis 30 Minuten. Diese Manipulationen werden
vorsichtig mit einem sterilen weichen Gummikatheter ausgeführt, um zusätzliche mechanische Läsionen zu verhüten.
Eventuell vorher Tacholiquin (1%ig) allein oder im Gemisch mit Nebacetin® und Bepanthen® im Verhältnis
10:1:1 einträufeln. Auch Paraxin-Ohrentropfen® sind
brauchbar.
Der Sog einer Wasserstrahlpumpe reicht dazu nicht aus,
denn Sekret wird nur unvollständig, Borken und Fibrinmembranen werden gar nicht entfernt. Elektrische Saug-
apparate können empfohlen werden.

3.6.5.2. Instrumentelle Bronchialtoilette

In bedrohlichen Situationen müssen rasch Borken, manchmal sogar in Form von Ausgüssen einzelner Trachea- bzw.
Bronchialabschnitte beseitigt werden. Zweckmäßigerweise
ist dann wie folgt vorzugehen:

1. Entfernung der Trachealkanüle.

2. Offenhalten des Tracheostomas mit einem Nasenspeku-
lum.

3. Oberflächenanästhesie mit Pantocainlösung (0,5% 1 bis
2 ml gemischt mit 1 bis 2 Tr. Suprareninlösung 1:1000)
vermindert den Hustenreflex. Soviel Zeit bleibt meist
noch!

4. Einführen des Bronchoskoprohres und Entfernung der
Borken unter Sicht mit einem Zängelchen, außerdem geziel-
tes Absaugen mit dem starren Sauger.

Sollte die Lösung der Borken auf diese Weise nicht gelin-
gen, werden mit einem Spülsauger

5. 3 bis 5 ml körperwarme 0,9%ige NaCl-Lösung in den
Hauptbronchus gegeben und sofort wieder abgesaugt
(SCHUBERT, 1955).

3.6.6. Maximale Luftbefeuchtung

siehe bei Laryngitis acuta im Kindesalter.

3.6.7. Dekanülement

Das Dekanülement sollte beim unkomplizierten Verlauf
(Tracheotomie bei Pseudocroup) frühzeitig nach 3 bis
5 Tagen versucht werden. Glukokortikoidgaben sind mindestens bis zu diesem Zeitpunkt ratsam.

3.7.   Stimmstörungen

3.7.1.   Allgemeines

■   Definition

Es handelt sich um Störungen der Stimmlippenbewegung
ohne oder nur mit geringen pathologisch-anatomischen Substraten. Sie treten in Form einer Hyperkinese oder Hypo-
kinese auf.

■   Ätiologie

Stimmübergebrauch oder Stimmißbrauch. In dieser Hinsicht sind Sänger, Schauspieler, Redner und Lehrer besonders gefährdet. Auch im Hinblick auf andere ätiologische Faktoren, wie psychogene und postinfektiöse Ursachen, sind Sänger an erster Stelle zu nennen.

■   Symptome

Schmerzen im Kehlkopfbereich, Heiserkeit, Schwankungen
der Stimmintensität; gestörte, unsichere Intonation. Der
Stimmklang erscheint gepreßt und kehlig. Das Singen über
mehrere Stimmlagen wird zunehmend schwieriger. Beim
Singen oder Sprechen tritt eine äußerlich sichtbare Über-
beanspruchung der gesamten Gesichts- und Halsmuskulatur auf.

■   Diagnose

Der Stimmklang ist schlechter, als die Stimmlippen aussehen (PUNT zit. bei HABERMANN, 1971). Hyper- oder
hypokinetische Spannung der Stimmlippen. Mit der Stro-
boskopie ist die Alteration des Schwingungsmodus nachweisbar. Für die umschriebenen derben Infiltrationen der
Stimmlippen, die sog. Sängerknötchen, sind deutliche Veränderungen im Schwingungsmodus kennzeichnend.

3.7.2. Therapie

Es sei an die Notwendigkeit der vollständigen Abheilung
einer akuten Laryngitis erinnert. Nutzlos sind Gurgeln und
ständiges Mundspülen; die Verabreichung von Belladonna-
Präparaten (Bellergal®, Bellasanol®) zur Sedierung ist
wegen des erzeugten Trockenheitsgefühls kontraindiziert.
Geeignet sind Tranquillantien. Die Speisen dürfen nicht zu
kalt, zu heiß oder zu scharf gewürzt gegessen werden.
Das Entscheidende ist die Stimmtherapie.
Bei Patienten mit Künstlerberufen ist von seiten des Arztes
viel Einfühlungsvermögen und psychologisches Geschick
notwendig, um ein für die Ursachenerforschung günstiges
Vertrauensverhältnis herzustellen. Auch werden gegebene
Ratschläge besser befolgt. Sollten Talentmängel als Ursache der festzustellenden Störungen in Frage kommen, ist
nach Beratung mit dem Sprachtherapeuten und Gesangs-
lehrer zum Berufswechsel zu raten (HABERMANN, 1971).

3.7.2.1. Stimmruhe, Tabak- und Alkoholverbot, sprachtherapeutische Übungsbehandlung

Im allgemeinen kommt man mit einem Schweigegebot von
einer Woche aus. Die gesangliche Stimmruhe soll länger,
bis zu 6 Wochen dauern. Eine Erlaubnis zur beruflichen
Belastung (Singen, Sprechen) kann erst nach Abklingen
aller Entzündungs- oder Ermüdungszeichen am Larynx
gegeben werden.
Es wird grundsätzlich ein Tabak- und Alkoholverbot ausgesprochen. Eine sprachtherapeutische Übungsbehandlung
ist notwendig.

3.7.2.2. Wärmetherapie

Es werden Kurzwellendurchflutungen des Kehlkopfes,
Halslichtkasten oder heiße Prießnitzumschläge verordnet.

Anmerkung: Die Intensität der Kurzwellenbestrahlung wird individuell festgelegt. Sie sollte bei allen Applikationen unterhalb einer lokale Wärmeempfindungen auslösenden Schwelle liegen.

3.7.2.3. Chemotherapie

Pill. Pilocarpini

Pilokarpin ist ein Alkaloidsalz aus Folia Jaborandi
Rp. Pill. Pilocarpini   0,005 Nr. XXX

D. 2mal tgl. eine Pille.

■   Wirkung

Die Anregung der Schweiß- und Speicheldrüsensekretion durch Pilocarpin soll dazu führen, daß auf dem Wege der angeregten Drüsentätigkeit in der Schleimhaut der MORGAGNIschen Ventrikel die Stimmlippen von einer gewissen Menge dünnen Schleims befeuchtet werden.

■   Nebenwirkungen

Bei Überdosierung profuser Schweiß- und Speichelfluß. Nebenwirkung auf das Herz, Lungenödem.

Bepanthen „Roche" Lösung (Roche)

α,γ-Dihydroxy-β,β-dimethylbuttersäure-3-hydroxypropylamid.
Pantothenol   5%ig g/ml

I OP = 50 ml Lösung

D. Lösung unverdünnt oder mit Aqu. dest. 1:2 verdünnt und körperwarm mit dem Ballonspray oder Tascheninhalator nach Aufforderung zu tiefer Inspiration mehrfach in die Mundhöhle zerstäuben.

■ Wirkung

Pantothensäure spielt als Bestandteil des Koenzyms A eine
wichtige Rolle im intermediären Stoffwechsel der Zellen.

3.7.3. Therapie bei hypokinetischen Stimm-
störungen

3.7.3.1. Elektrogymnastik durch faradischen Strom
mit phonischen Übungen

Die Halsmuskulatur soll durch faradisch ausgelöste Kon-
traktionen gekräftigt werden.

3.7.3.2. Pillulae Strychnini

Alkaloid aus Samen von Strychnos nux vomica
Rp. Pill. Strychnin. 0,001 Nr. X

D. 1 Stunde vor dem Auftritt bzw. vor längeren stimm-
lichen Belastungen eine Pille einnehmen lassen. Die Verabreichung wird auf höchstens zwei bis drei aufeinander-
folgende Tage beschränkt.

■ Wirkung

Der nervale Tonus der Stimmlippenmuskulatur soll sich
bessern.

■ Nebenwirkungen

Durch Überdosierung können Krampfanfälle von längerer
Dauer ausgelöst werden. Prodromi sind Lichtempfind-
lichkeit, Diplakusis, Nackensteifigkeit oder Kieferstarre.
Bei täglicher Einnahme können sie infolge Anreicherung
von Strychnin im Organismus auftreten (Kumulations-
gefahr).
(EMD 0,005!, TMD 0,01!)

148

4. Erkrankungen des Ohres

4.1. Perichondritis der Ohrmuschel

4.1.1. Allgemeines

■ Definition

Bakterielle Entzündung der Knorpelhaut: Pseudomonas aeruginosa, Kolibakterien.

■ Ätiologie

Infektion erfolgt stets nach tieferen Verletzungen der Ohrmuschel (auch nach Gehörgangsplastik, Radikaloperation oder Tympanoplastik), nach Sekundärinfektionen eines Othämatoms oder auch nach Erfrierungen und Verbrennungen, selten nach Gehörgangsfurunkel.

■ Symptome

Teigige Schwellung und Rötung der gesamten Ohrmuschel mit allmählichem Verlust der oberflächlichen Konturierung der Ohrmuschel bis zur Bildung eines unförmig aufgetriebenen Gebildes. Entstehung von Fluktuation, gegebenenfalls mit Spontandurchbruch des Eiters und Abstoßung von sequestrierten Knorpelteilchen. Knorpelfreies Ohrläppchen meist nicht betroffen. Beeinträchtigung des Allgemeinbefindens, bei ausgeprägtem Krankheitsbild immer Fieber, Spannungsgefühl im Ohr und Schmerzen.

■ Diagnose

Aus der angegebenen Symptomatologie erkennbar.

■ Differentialdiagnose

Im Anfang Erysipel (gleichmäßige Rötung, geringere Schwellung, scharfe Begrenzung der Rötung gegen die gesunde Umgebung, keine Begrenzung der Entzündung auf die knorpelhaltige Ohrmuschel), akute Ekzeme (keine Schmerzen, Juckreiz, keine Störung des Allgemeinbefindens, kein Fieber) und Othämatom (keine entzündlichen Erscheinungen).

4.1.2. Therapie

Die manifeste Ohrmuschelperichondritis muß zu einem hohen Prozentsatz operativ behandelt werden. Durch eine frühzeitige, massive antibiotische Behandlung kann versucht werden, das Entstehen von Knorpelnekrosen und damit kosmetisch ungünstige Resultate zu verhindern. Antibiotika versagen aber zuweilen, weil infolge Stofftransports zum blutgefäßfreien Knorpel per diffusionem die erreichbaren Antibiotikakonzentrationen unzureichend sind und weil man zweitens als Erreger Pseudomonas aeruginosa (B. pyocyaneus) findet. Die auf Pseudomonas aeruginosa wirksamsten Antibiotika sind Polymyxin B, Gentamycin und Colistin. Vor Behandlungsbeginn werden immer Abstriche zum kulturellen Keimnachweis und zur Austestung eines Antibiogramms gemacht. Als Chemotherapeutika kommen lokal Polymyxin B sowie Gentamycin in Frage. Zur systemischen Anwendung sind Tetrazykline oder Chloramphenikol geeignet. Es empfiehlt sich, bei Versagen der konservativen Therapie mit den notwendigen operativen Maßnahmen nicht zu lange zu warten. Die Zufuhr von Chemotherapeutika wird selbstverständlich während der chirurgischen Entfernung des infizierten Knorpelanteils nicht unterbrochen (HERRMANN, 1938; TOBECK, 1938; MOSER, 1966; RUDERT und BOETTE, 1967).

4.1.2.1. Antiseptika, Lokalantibiotika

Clorina von Heyden (Lysoform)

Paratoluolsulfonchloramid-Natrium 0,5 je Tabl.

I OP = 20 Tabl.

D. 1 Tabl. in 1 l Wasser auflösen.

Die beginnende, noch nicht manifeste Einschmelzung wird ständig befeuchtet. Zweckmäßig ist Herstellung einer sog. feuchten Kammer, wozu die Ohrmuschel mit Mull und darüber Billrothbatist bedeckt werden muß. Die Mullkompresse wird fortlaufend mit der Lösung feucht gehalten.

Polymyxin-B Novo (Novo)
oder Polymyxin B „Pfizer" (Pfizer)

Antibiotikum (basischer Polypeptid) aus Bacillus polymyxae
Polymyxin B sulfuric. 0,05 = 500 000 E je Amp.
      0,025 = 250 000 E je Tabl.
        (Polymyxin B „Pfizer")

I OP = 20 bzw. 100 Tabl.

D. Anwendung A: Herstellung einer 0,1- bis 0,25%igen Lösung (z. B. 4 Tabl. auf 100 ml Aqu. dest.), damit wie oben die Ohrmuschel ständig feucht halten.

Anwendung B: Die drainierte Wunde 3- bis 6mal tgl. mit einigen ml der 0,1- bis 0,25%igen Lösung spülen.

■   Wirkung

Spezifischer Effekt gegen B. pyocyaneus-Infektionen (gramnegative Stäbchen). Bakteriostatische bis bakterizide Wirkung.

■   Nebenwirkung

In höheren Konzentrationen lokale Reizerscheinungen.
Tagesdosis von 200 bis 300 mg soll nicht überschritten werden, sonst dosisabhängige Neuro- und Nephrotoxizität.

Refobacin (Merck)

Aminoglykosidantibiotikum aus Mikromonosporaarten
Gentamycinsulfat (1,67 mg, entsprechend 1 mg Gentamycin)
1 mg in 1,0 Creme bzw. in 1,0 Puder

I OP = 5,0 o. 15,0 Creme bzw. 5,0 Puder

D. 2- bis 3mal tgl. auf die entzündlich veränderten Anteile
der Ohrmuschel auftragen.

■   Wirkung

Bakteriostatisch gegen grampositive und gramnegative
Erreger unter Miterfassung der bei der Ohrmuschelperichondritis ursächlich vorhandenen Pseudomonas aeru-
ginosa-Stämme.

■   Nebenwirkung

Nur bei intramuskulärer Anwendung von Gentamycin
wurden ototoxische Eigenschaften, dann allerdings mit
Innenohrschädlichkeitsraten von 5%, relativ häufig beschrieben. Einige Autoren geben an, daß Gentamycin viel
eher toxisch auf vestibuläre Zentren als auf das vestibuläre
Sinnesepithel wirkt. (Näheres siehe unten bei Komplikation der Otitis media.)

4.1.2.2.   Antibiotika (per os oder parenteral)

Tetrazykline

Anwendung und Dosierung siehe auch Laryngitis chronica.
Breitbandantibiotika haben sich zur Allgemeinbehandlung
der Ohrmuschelperichondritis gut bewährt. Die zusätzliche
lokale Applikation von Polymyxin ist günstig.

Chloramphenikol

Anwendung und Dosierung s. auch Otitis media acuta d. Erwachsenen.

Chloramphenikol kann ebenfalls mit guten Erfolgsaussichten gegeben werden.

4.2. Otitis externa circumscripta (Gehörgangsfurunkel)

4.2.1. Allgemeines

■ Definition

Furunkulöse (gelegentlich auch phlegmonöse) Entzündung im knorpeligen Gehörgang.

■ Ätiologie

Entsteht durch Eindringen von Eiterkokken (besonders Staphylokokken) in die Haarbälge und Drüsen nach kleinen Verletzungen, auch als Folge von Desquamation des Gehörgangsepithels nach Otitis ext. diffusa (Superinfektion).

■ Symptome

Starke Schmerzhaftigkeit bei allen Bewegungen des knorpeligen Gehörganges (Kauen, Gähnen, Zug an der Ohrmuschel, Druck auf den Tragus usw.).

■ Diagnose

Umschriebene, schmerzhafte Anschwellung im knorpeligen Gehörgang (Haut des knöchernen Gehörganges ist nicht behaart!). Nekrotischer Furunkelpfropf ist typisch, nach dessen Abstoßung kleine Granulation. Zusammenfließen multipler Furunkel.

Sekundäre Phlegmone bzw. Lymphadenitis und Mastoiditis.
(Furunkel: Druckschmerz um den Gehörgangseingang, bei
Schwellung hinter dem Ohr Verstrichensein der Ohrmuschelumschlagfalte, bei Fingerdruck stehende Delle,
normales oder wenig eingeschränktes Hörvermögen, kaum
Eiterausfluß, normales Trommelfell. Mastoiditis: Druckempfindlichkeit der Warzenfortsatzspitze und des Planum
mastoideum, deutliche Ohrmuschelumschlagfalte, kein
Ödem der Haut (Subperiostalabszeß!) und deshalb keine
Delle nach Fingerdruck, schlechtes Hörvermögen, patho-
logischer Trommelfellbefund.

4.2.2. Therapie

Ein Gehörgangsfurunkel muß grundsätzlich nicht allge-
mein-antibiotisch behandelt werden. Er ist infolge seiner
Lage im knorpeligen Teil des äußeren Gehörganges einer
antiphlogistischen Lokalbehandlung unter Umständen mit
antibiotischen Zusätzen gut zugänglich. Auch im Falle
einer nur langsamen Befundrückbildung durch die eingeleitete Therapie wird nicht zu einem frühzeitigen Anti-
biotikumgebrauch geraten. Die Rezidivfreudigkeit dieser
Erkrankung ist mit oder ohne antibiotischer Behandlung
gleich groß. Einer vital indizierten antibiotischen Behandlung würde durch sich ausbildende Resistenzen der Keime
später der Erfolg versagt sein, ganz abgesehen von der un-
nötigen Allergisierungsgefahr des Patienten. Das Behand-
lungsziel muß neben der Abhaltung des akuten Schubes
auch die Rezidivprophylaxe sein.

4.2.2.1. Behandlung von Infiltraten ohne Ein-
schmelzung und von Infiltraten mit
Einschmelzung ohne Perforation

**Einlage von Pyomycin-Salbenstreifen (Dauelsberg) in den
Gehörgang**

Polyvalentes Bakterienautolysat 27,5 und Dibromsalizyl 0,5 in
100,0 Salbe
I OP = 15,0

D. Dies kann vom Patienten nicht selbst ausgeführt werden. Der Salbenstreifen wird nach 2 Tagen durch einen neuen ersetzt.

■ Wirkung

a) Pyomycin (kons. Filtrat von Bouillonkulturen verschiedener Staphylokokken-, Streptokokken-, Koli- und Pyocyaneus-Stämme) hemmt unspezifisch das Wachstum und die Toxinbildung von Mikroorganismen.

b) Salizylsäure hat eine epithellockernde Wirkung.

Furacin-Otalgicum 0,2% (Boehringer Mannheim)

5-Nitro-2-furfuraldehyd-semikarbazon	0,2
p-Butylaminobenzoyl-diaethyl-amino-aethanol-hydrochlorid	2,5
Phenazon.	7,0
Glycerol.	ad 100,0

I OP = 6,0

D. Mehrmals tgl. bis 10 Tr. in den Gehörgang einträufeln.

■ Wirkung

Nifucin-Lösung hat eine bakteriostatische bzw. bakterizide Wirkung gegen grampositive und gramnegative Bakterien im Gehörgang. Angenehm empfunden wird die Schmerzlinderung durch den Lokalanästhetikumzusatz.

■ Nachteile

Es besteht die Möglichkeit der Sensibilisierung, wenn das Medikament länger als 8 Tage lang angewendet wird. Es treten allergische Dermatitiden der Ohrmuschel auf.

Terramycin-Salbe (Pfizer)

Oxytetracyclin 30 mg und Polymyxin-B-Sulfat 10 000 E in 1,0 Salbe. Salbengrundlage 90% Vaselin flav. und 10% Paraffin liqu.

I OP = 5 bzw. 20,0

155

D. 1 bis 2 cm breiten Gazestreifen mit der Salbe bestreichen und diesen locker in den Gehörgang einlegen. Wechsel des Salbenstreifens in 1- bis 2tägigem Abstand.

Wirkung von Oxytetracyclin siehe bei Laryngitis chronica und von Polymyxin B siehe bei Ohrmuschelperichondritis.

■ Nebenwirkungen

Allergische Dermatitiden des behandelnden Personals kommen selten vor.

Analgetika

Wegen der heftigen Schmerzen müssen unbedingt Analgetika gegeben werden.

Tagesanalgetika: **Spalttabletten**

Benzyl. amygdal.	0,05
Coffein	0,05
Phenyldimethylpyraz. salic.	0,225
Salicylamid	0,225

Tabletten Nr. X

I OP D. bei Bedarf je 1 bis 2 Tabl.
oder

Gelonida (Gödecke), **Thomapyrin N** (Thomae)

Eu-Med (Med), **Treupel-Tabl.** (Homburg) siehe bei Nasenfurunkel bzw. Otitis media acuta

Nachtanalgetikum: **Allional** (Roche) bzw. **Cibalgin** (CIBA) s. unter Otitis media acuta

Tabletten Nr. X
I OP D. abends 1 bis 2 Tabl.

Physikalische Maßnahmen

Subjektiv empfinden die Patienten eine lokale Wärmebehandlung oft als angenehm. Infrarotbestrahlungen,

156

Wärmekissen, Kataplasmen haben den gleichen schmerz-
lindernden Effekt.

Beachte: Vorsicht bei Kleinkindern! Jede Wärmequelle
in der Nähe von Kleinkindern bedeutet eine
Gefahr durch die Möglichkeit einer Verbren-
nung.

■   Kontraindikationen

Im Stadium des Infiltrates ist die Einlage eines alkohol-
getränkten Gazestreifens (Boralkohol, Resorzinalkohol)
nicht zweckmäßig, da zwar eine geringe Desinfektion des
Gehörganges stattfindet, aber Reizwirkungen des Alkohols
die Schmerzen verstärken.

4.2.2.2.   Behandlung von Einschmelzungen mit Perforation

Ohrspülungen mit Kamille oder Kaliumpermanganat-lösungen

Kamillosan (Homburg) 30,0 I OP
D. 1 Teel. auf 1 Glas abgekochtes, handwarmes Wasser.
Extr. Chamomill. fluid. 20,0
D. 1 Teel. auf 1 Glas abgekochtes, handwarmes Wasser.

■   Wirkung

Kamille hat durch seinen Azulengehalt einen antiphlogistischen Effekt.
oder
Kal. permanganat 20,0
D. einige Kristalle bis zur Rotfärbung in abgekochtem,
handwarmem Wasser lösen.

■ Wirkung

Desinfizierend: Spaltet unter Einwirkung der im Gewebe
vorhandenen Katalase Sauerstoff ab, daraus folgen Oxy-
dationsschäden der Keime.

Furacin-Otalgicum (Boehringer Mannheim)

Siehe unter 4.2.2.1., S. 155
D. nach jeder Spülung werden 10 Tr. in den Gehörgang
eingeträufelt.

4.2.2.3. Rezidivprophylaxe mit lokalen Maßnahmen oder durch Reizkörpertherapie

Bei häufigen Furunkelrezidiven empfiehlt sich die allgemeine Reizkörpertherapie. Im wesentlichen bieten sich
dazu zwei Möglichkeiten an, die etwa die gleichen Erfolge
aufweisen.

Reizkörpertherapie

Autovakzine

Von einem Abstrich oder aus Eiter wird eine Autovakzine
hergestellt und in ansteigenden Dosen i.m. injiziert. Das
Material soll innerhalb von 4 Stunden zur Verarbeitung
kommen.

Paspat (Luitpold)

Dosierungsschema nach LEICHER (1972)
Antigengemisch aus dem Autolysat von Staphylococcus
aureus 30 Mill., Staphylococcus alt. 30 Mill., Strepto-
coccus viridans 10 Mill., Streptococcus haemolyticus 10 Mill.,
Diplococcus pneumon. 5 Mill., Neisseria catarrh. 5 Mill.,
Haemophil. influenzae 2,5 Mill., Cand. albic. 5 Mill. in 1 ml.

158

1 Amp. = 0,2 ml. I OP = 5 Amp.

D. Intrakutane Injektion alle 3 bis 5 Tage in steigender Dosis beginnend von 0,25 Mill. Keime. Enddosis 200 Mill. Keime. Ampulleninhalt in 3 bis 4 Quaddeln; Kinder in Abständen von 8 bis 12 Tagen; insgesamt mindestens 10 Injektionen.

Lokalbehandlung

Als lokale Maßnahme soll zur Rezidivprophylaxe nach Abheilung jedes Furunkels immer die Touchierung mit einem Desinfiziens durchgeführt werden.

Rp. Sol. Arg. nitric. 2 % 10,0
D. mit einem dünnen Watteträger den Gehörgang 1- bis 2mal wöchentlich touchieren.

oder

Sagrotan (Schülke und Mayr)

I OP = 100,0
D. Mit einem dünnen Watteträger den Gehörgang 1- bis 2mal wöchentlich touchieren. Dazu ist Sagrotan mit Aqu. dest. zu verdünnen.

4.3. Ohrmuschel- und Gehörgangsekzem
Otitis externa diffusa (superficialis)

4.3.1. Allgemeines

■ Definition

Eine endgültige, allgemein anerkannte Definition des Ekzems ist bis heute nicht gefunden (DIETEL und SCHMID 1968). Juckender papulovesikulöser Prozeß, dessen erste Phase ein Erythem mit Ödem darstellt. Evtl. chronische Phase mit Lichinifikation und Schuppung.

159

■ Ätiologie

Nicht einheitlich. Hautreaktion auf verschiedene innere und äußere Reizwirkungen, Beteiligung allergischer Komponenten. Endogene Faktoren: Stoffwechselstörungen (Diabetes mellitus, Gicht usw.), Funktionsstörungen der Verdauungsorgane, Nährschäden bei Kindern usw. exogene Faktoren: Seifen, Kosmetika, gewerbliche Stoffe (Kohlestaub, Schmieröle, Gehörschutzwatte usw.), Medikamente (Ohrentropfen, Jodoform, Jodtinktur usw.). Speziell für das Gehörgangsekzem: Laufendes Kratzen und Bohren im Gehörgang mit hierfür geeigneten Instrumenten, wie Ohrlöffel, Haarnadeln, Streichhölzern u. ä., aus einem übertriebenen Sauberheitsbedürfnis heraus oder aus reiner Genußsucht, im Gehörgang zurückgebliebenes Sekret bei zuweilen unbekannter chronischer Mittelohrentzündung (Veränderungen hauptsächlich im Bereich des Cavum conchae im Gegensatz zu den von Kopfläusen ausgelösten Ekzemen mit einem Maximum der Veränderungen in der Ohrmuschelumschlagfalte und an der Rückfläche der Ohrmuschel!).

■ Symptome

Beginn mit Rötung und ödematöser Schwellung (Stadium erythematosum). Mit Auftreten des Juckreizes, Bildung von Papeln (Ekzema papulosum) und von Bläschen (Ekzema vesiculosum). Platzen der Bläschen und Erguß des Bläscheninhaltes (Stadium madidans). Nach Trocknung des relativ dicken, gelblichen Bläscheninhaltes Krusten- und Borkenbildung (Stadium crustosum). Verfärbung der Krusten durch Blutbeimengungen aus tieferen Exkoriationen. In der regressiven Phase des Ekzems Rückgang des Hautödems. Bestehenbleiben einer längere Zeit andauernden Schuppung (Stadium squamosum), als Folge der nicht so schnell rückbildungsfähigen Parakeratose. Superinfektionen: Bakterien (speziell Staphylokokken, mikrobielles Ekzem, Ekzema impetiginosum), Pilze und Viren (Pockenlymphe als Schmierinfektion von einem Geimpften, Herpes-Virus).

160

■   Diagnose

Charakteristisch ist die bunte Mischung verschiedener
Effloreszenzen Knötchen, Bläschen, Pusteln, Krusten, Borken, Schuppungen. Allgemeinbefinden wenig gestört, Juckreiz.

■   Differentialdiagnose

Nur im Beginn der Erkrankung (Stadium erythematosum)
und im Stadium der Bläschenbildung ist ein Erysipel zu
erwägen (glatte, gespannte Haut, scharfe Abgrenzung des
erkrankten Gebietes gegen die gesunde Umgebung, fieber-
gestörtes Allgemeinbefinden, kein Juckreiz).

4.3.2.   Therapie

Ekzeme der Haut, die auf die Ohrmuscheln übergreifen, bedürfen nicht nur lokaler, sondern auch allgemeiner Behandlung. Besonders endogene Ekzeme sollten stets fach-
dermatologischer Begutachtung und Behandlung unter-
liegen. „Nichts ist schlimmer, als wenn planlos mit derlei
Dingen herumprobiert wird" (ZUMBUSCH, 1935). Umgekehrt
dürfte ein Ohrmuschel-Gehörgangsekzem, das von einer
versteckten chronischen Mittelohrentzündung ausgelöst ist,
kaum ohne Sanierung des Mittelohrs ausheilen. Deshalb
ist in zweifelhaften Fällen die Zusammenarbeit der Fach-
gebiete immer richtig.

Für die Klinik ist es aus therapeutischen Gründen zweckmäßig, eine nässende und eine trockene Form des Ekzems
zu unterscheiden.

Nässende Ekzeme:

Grundsätzlich wird zunächst eine feuchte Behandlung
durchgeführt: Ohrspülungen und feuchte Verbände mit
Desinfizientien.

Trockene Ekzeme:

Es ist ausschließlich eine trockene Behandlung indiziert.

161

4.3.2.1. Nässende Ekzeme

Clorina von Heyden (Lysoform)

0,5 (1 Tabl. auf 1 l Aqu.)

Rivanol-Tabletten 1,0 (Hoechst)

2-Äthoxy-6,9-diaminoakridinlaktat

I OP = 10 Tabl.

D. Auflösen einer Rivanoltablette in 1 l Wasser. Beide Lösungen sind zur Spülungsbehandlung nässender Ekzeme brauchbar. Zweckmäßig ist die Anlage einer feuchten Kammer (siehe auch bei Perichondritis S. 151).

■   Wirkung

Chloramin und besonders Aethakridin (gelber Farbstoff) haben stark desinfizierende Eigenschaften.

Nach Trocknung des erkrankten Gebietes

Lotio Zinci oxydati DAB 7

Glycerol		
Zinc. oxydat. crud.	aa	12,5
Talc.		25,0
Aqu. dest.	ad	100,0

Oleum Zinci oxydati DAB 7

Zinc. oxydat. crudi		
Ol. Arachid.	aa ad	100,0

D. Erkrankte Bezirke tgl. mit Zinkschüttelmixtur (vorher schütteln) oder Zinköl bestreichen. Das Nässen soll durch die zuvor angewendete feuchte Kammer schon nachgelassen haben.

■   Wirkung

Adstringierender und gering desinfizierender Effekt durch Zink.

Paraxin-Cortisid-Salbe (Boehringer Mannheim)

Chloramphenicol 2,0 und Prednison 0,2 in 100,0 Salbe

I OP = 10,0 bzw. 50,0

D. Tägliches Auftragen und Salbenstreifen in den Gehörgang legen. Verträglichkeit ist evtl. vorher auf der Haut hinter dem Ohr festzustellen.

Beachte: Chloramphenicolallergien kommen bei Ekzematikern vor. Zuweilen werden sie verkannt, da die Erscheinungen durch den Kortisonzusatz larviert werden und wie der Primärbefund aussehen.

Siehe S. 54 unter den einzelnen Medikamenten (Prednisolon bremst mesenchymale, allergische Reaktionen; antibakterieller Chloramphenikolzusatz).

Unguentum Oxytetracyclini otalgicum

Rp. Oxytetrazyklin,	5,0
Prednisolon.	0,5
Ungt. acid. boric.	20,0
Vasel. flav.	ad 100,0

D. Herstellung von Tamponadestreifen

■   Wirkung

Prednisolon siehe S. 54. Antibakterieller Effekt von OTC (s. S. 128) gegen grampositive und gramnegative Kokken, grampositive Stäbchen und einige gramnegative Stäbchenarten.

Die Erfolgsaussichten der Behandlung liegen bei etwa 85%.

Combisonum-Salbe 0,5% (Hoechst)

Prednisolon 5 mg, Neomycin-HCl 2 mg (entsprechend 1,6 mg Base), Surfen 3 mg in 1,0 Salbe

I OP = 5,0 oder 20,0

D. wie oben.

■   **Wirkung**

Prednisolon Neomyzin als antibakterieller Zusatz gegen gramnegative (außer Proteus- und Pseudomonas-Spezies) und grampositive Keime. Es bestehen Kreuzresistenzen von Neomyzin zu zahlreichen parenteral und per os zu applizierenden Antibiotika.

4.3.2.2.   Trockene Ekzeme

Touchierungsbehandlung

Rp. Sol. arg. nitric. 2% 10,0

D. Betroffene Hautgebiete 2- bis 3mal wöchentlich touchieren.

Kristallviolett-Lösung 2% äthanolisch oder wäßrig

I OP = 20 ml

D. wie oben

■   **Wirkung**

Triphenylmethanfarbstoff mit desinfizierender Wirkung, daneben fungizide Eigenschaften.

Rp. Sol. Methylrosanilin. chlorat. DAB 7 0,1% 10,0

Hexamethyl-4,4'-diaminofuchsonimmoniumchlorid

D. wie oben

■   **Wirkung**

Triphenylmethanfarbstoff mit desinfizierendem Effekt vorwiegend gegen grampositive Erreger, fungizide Eigenschaften.

Hostacortin-H-Salbe (Hoechst)

■   Wirkung

s. oben

4.4.   Otomykosen

4.4.1.   Allgemeines

■   Definition

Als Otomykose bezeichnet man eine Ansiedlung von
Schimmelpilzen im äußeren Gehörgang.

■   Ätiologie

Es gibt eine *saprophytische Pilzflora in den Gehörgängen*,
etwa bei 40 % ohrgesunder Menschen kommen einseitig
oder beiderseitig verschiedene Vertreter aus den Familien
Aspergillazeen und Fungi imperfecti vor (STÜTTGEN, 1969).
Zur Pilzinfektion kann es nach mechanischer Läsion, bakteriellen Infektionen und bei Kontaktdermatitiden auf kos-
metische Artikel, begünstigt durch Wärme und Feuchtigkeit
kommen. Pilzbefall der Paukenhöhle ist nur dann möglich,
wenn sichtbare Trommelfellperforationen vorhanden sind,
ebenfalls bieten Operationshöhlen die notwendigen Bedingungen eines Gewächshauses für derartige Infektionen
(FURUNCHI (1965) stellte Pilze bei 18% von 162 sezernie-
renden Operationshöhlen fest). Alle Pilze bei Otomykosen
sind in die Familien Aspergillazeen und Fungi imperfecti
einzureihen (BECK, 1969).

■   Symptome

Pilzbefall stellt sich otoskopisch als ausgedehnter weißlicher
Belag dar, der schmutzig grünlich oder gelblich verfärbt

sein kann. Der gesamte Gehörgang kann ausgefüllt sein. Die Erkrankung kann völlig beschwerdefrei verlaufen; andererseits sind Jucken und mäßige Schmerzen möglich.

■ Diagnose

Der Spiegelbefund klärt die Natur des Leidens (evtl. Lupe verwenden). Gewißheit erlangt man durch die mykologische Untersuchung eines entfernten Partikels.

4.4.2. Therapie

Therapeutisch kommen lokale, selten allgemeine fungistatische und fungizide Maßnahmen in Betracht. Pilznachweis in Epithelschuppen oder Abstrichen vor Behandlungsbeginn ist Voraussetzung. Eine gezielte Chemotherapie wird von dem Ergebnis der Züchtung des Pilzes abhängig gemacht. Antimykotika enthalten Phenol, Salizylsäure, Triphenylmethanfarbstoffe oder bestimmte Fettsäuren (Capryl- und Undecylensäure) als fungizide Wirkstoffe. Candida albicans — Infektionen im Ohrbereich sprechen am besten auf das fungistatische Antibiotikum Nystatin an (MOSER, 1966; BECK, 1969).

Salizylalkohol-Rezeptur

| Rp. Acid. salicylic. | 0,5 |
| Aethanol. 90 Vol.-% | ad 25,0 |

D. Einlage eines mit Salizylalkohol getränkten Gazestreifens in den Gehörgang für 1 bis 2 Tage. Vom Patienten mehrmals täglich befeuchten lassen.

■ Wirkung

Salizylsäure löst die oberflächlichen Epidermisschichten ab (Keratolyse), die ein Sporenreservoir sind.

166

Kristallviolett-Rezeptur

Hexamethyl-4,4'-diaminofuchsonimmoniumchlorid
Rp. Sol. Methylrosanilin. chlorat. DAB 7   0,1%   20,0

D. Touchierung der Gehörgangshaut 2- bis 3mal wöchentlich nach vorheriger Säuberung und Austrocknung des Gehörganges.

■   Wirkung

Triphenylmethanfarbstoff mit desinfizierender (grampositive Erreger) und fungizider Wirkung.

Nipa-Ester (Nipa-Laboratorien)

Rp. Nipagin M	1,0
Nipasol M	0,5
Aethanol. 70 Vol.%	1,0
Propylenglykol.	ad 10,0

D. Nach Spülung des Ohres und anschließendem gründlichem Austrocknen sterilen Gazestreifen in den Gehörgang legen. Dieser wird tgl. mehrmals vom Patienten selbst mit den Ohrtropfen getränkt. 3 Wochen lang nach Abklingen der Reizerscheinungen noch fortsetzen.

Beachte: Es kann ein kurzdauernder Schmerz nach der Einlage auftreten.

■   Wirkung

Fungizider Effekt bei Schimmelpilzinfektionen, insbesondere Aspergillosen.

Kristallviolett-Lösung 2% äthanolisch o. wäßrig

Gemisch methylierter p-Rosaniline
Pyoktanin. coerul.	2,0
Aethanol. 90 Vol.%	100,0

I OP = 100 ml

D. Touchierung der Gehörgangshaut (2- bis 3mal wöchentlich) mittels Watteträger nach vorheriger Säuberung und Austrocknung des Gehörganges.

■ Wirkung

Triphenylmethanfarbstoff von fungizider Wirkung.

Nystatin-Zinköl

Antibiotikum aus Streptomyces noursei
Rp. Nystatin.   1,5 Mill. E
Zinc. oxydat. crudi
Ol. oliv.   aa 10,0

D. Täglich nach sorgfältiger Reinigung und Austrocknung des Gehörganges die Gehörgangshaut pinseln.

■ Wirkung

Spezifisch fungistatisch bei Infektionen mit Candida-Arten.

Moronal V (Heyden)

Nystatin 100 000 IE, Neomycinsulfat 3,8 mg, Gramicidin 0,25 mg, Triamcinolon-acetonid 1 mg in 1,0 Salbe

I OP = 5,0 bzw. 20,0 Salbe
D. Tägliche lockere Einlage eines mit der Salbe versehenen Gazestreifens in den Gehörgang.

■ Wirkung

Zum spezifisch fungistatischen Effekt von Nystatin wird eine möglicherweise vorhandene bakterielle Superinfektion mit der Lokalantibiotikumkombination Gramicidin und Neomycin bekämpft.
Sie ist gegen grampositive und gramnegative Kokken sowie Stäbchen wirksam. Antiphlogistischer Effekt von Triamcinolon.

168

4.5. Otitis media acuta des Erwachsenen (non perforata et perforata)

4.5.1. Allgemeines

■ Definition

Virogene oder bakterielle Infektion der Mittelohrräume (Tube, Paukenhöhle und pneumatische Zellen im Warzenfortsatz).

■ Ätiologie

Erreger: Streptokokken, Pneumokokken (Typ I, II, III), Mischinfektionen mit Staphylokokken. Die bakterielle Besiedlung der Mittelohrräume erfolgt vom Nasenrachen aus über die Tube per continuitatem meist nach vorausgegangenem Virusinfekt. Nachdem das Flimmerepithel zugrunde gegangen ist, sistiert die in der Tube rachenwärts gerichtete Flimmerbewegung für etwa 14 Tage.

■ Symptome

Pulsierender klopfender Schmerz, kein Fieber, Nachlassen des Schmerzes nach Eiterdurchbruch durch das Trommelfell, danach unterschiedlich starke Eiterabsonderung. Mittelohrschwerhörigkeit. Bei Fieber denke man an Komplikationen.

■ Diagnose

Trommelfellbefund vor der Eiterperforation: Rötung, Schwellung (kenntlich am Verschwinden der typischen Konturierungen des Trommelfellbildes wie kurzer Fortsatz, Hammergriff, hintere und vordere Umschlagfalte), Schwinden des oberflächlichen Glanzes (kein dreieckiger Reflex) und Vorwölbung einzelner Teile des Trommelfells.
Befund nach dem Eiterdurchbruch: Pulsierender Eiter im Gehörgang (die Pulsation ist ein sicheres Zeichen, daß der

Eiter aus dem Mittelohr stammt, im Gegensatz zu dem Sekret bei Otitis externa, bei dem nie Pulsation nachweisbar ist), Trommelfelloch mikroskopisch klein, nie mit bloßem Auge erkennbar. Trommelfell gerötet und infiltriert.

Befund bei larvierter Otitis: normales oder fast normales Trommelfell, Hörvermögen meist im Sinne einer Mittelohrschwerhörigkeit eingeschränkt, im Röntgenbild nicht oder kaum lufthaltiges Zellsystem. In der Anamnese meist verzettelte oder ungenügend dosierte Antibiotikagaben. Im allgemeinen wird bei nicht exakter Nachbeobachtung das Fortbestehen der Erkrankung im Mittelohr erst nach Ausbruch einer Komplikation erkannt.

■   Differentialdiagnose

Vor Verwechselungen mit chronischer Otitis schützt Fehlen eines großen sichtbaren Trommelfelloches an typischer Stelle (s. S. 187) und mit Otitis externa der Nachweis pulsierenden Eiters (s. Otitis externa S. 159).

4.5.2.   Therapie

Grundsätzlich ist der ausreichend dosierten antibiotischen Behandlung der Vorzug zu geben. Zu dieser Feststellung kommen zahlreiche Statistiken über die Komplikationshäufigkeit der Otitis media vor und nach Beginn des Antibiotikazeitalters (HARA, 1956; BABLIK, 1958; SCHRÖDER, 1960; GANZ, 1967) und neuerdings auch klinisch-pharmakologische Untersuchungen (STICKLER und MCBEAN, 1964). Etwa ab 1960 ist dieser Grundsatz zum Allgemeingut der großen Kliniken geworden und hat sich auch in den otologischen Polikliniken durchgesetzt (LINK, 1961; FLEISCHER, 1966; NOVOTNY, 1967). Diese Entwicklung läßt sich recht gut an dem im Vergleich zu anderen Fachdisziplinen größeren Penizillinverbrauch der HNO-Ärzte ablesen (KOSEL und WALTHER, 1967). HEIDELBACH (1967) weist auf Grund statistischer Erhebungen (von 545 Er krankten bekamen 86% Antibiotika) darauf hin, daß die antibiotische Behandlung bald beginnen und optimal dosiert werden muß. Das Penizillin ist als Mittel der Wahl anzusehen (BLAHOVA und DRASTIK, 1973). Von besonderem Interesse sind Depotpenizilline, die einen ausreichend hohen Serumspiegel über die Zeit von 3 Tagen garantieren. Es steht uns das ausgezeichnet wirksame Tardocillin compositum zur Verfügung, dessen Depoteffekt durch den Gehalt an DBED-Penizillin G bedingt ist. Die ursprünglich zu befürchtende starke Zunahme der Erregerresistenzen ist bis jetzt nicht eingetreten.

4.5.2.1. Antibiotika

Tardocillin comp. (Bayer)

Procain-Penicillin G	300 000 IE	je Amp.
Dibenzylätylen-diamin-di-Penicillin G	300 000 IE	bzw. Citole

D. Erwachsene 600 000 IE bzw. 1,2 Mega i.m. am 1. und evtl. am 4. Behandlungstag.

Beachte: Jede *orale Penizillinanwendung* als Tardocillin-Saft®, Baycillin 400®, Fenoxypen®, Immunocillin® ist wegen der im Vergleich zu intramuskulären Gaben deutlich höheren Versagerquote und der größeren Neigung zu Rezidiven *abzulehnen.* Der Patient soll vor der Injektion nach seiner Reaktion auf vorhergehende i.m. Penicillinverabreichung befragt werden.

■   Wirkung

Bakterizider Effekt. Irreversible Bakterienschädigung durch Hemmung der Zellwandsynthese in der Proliferationsphase der Keime. Ansprechbarkeit der Keime ist bei 80 bis 85 % der Patienten mit Otitis media acuta gegeben. Kontrollierte Resorptionsbedingungen. Ein- oder zweimalige Injektionen genügen meist. Wirtschaftliche Verordnungsweise. Wegfall eines regelmäßigen Einnahmezwanges durch den Patienten. Bei langsamer Befundrückbildung wird man anläßlich der *Wiedervorstellung* des Patienten *nach 3 Tagen* eine zweite, gleiche Dosis geben. Nur wenn keine Besserung festgestellt werden kann, wechselt man zu einem Breitbandantibiotikum über.

■ Nebenwirkungen

Allergische Reaktionen einschließlich des anaphylaktischen Schocks

Krampfzustände bei Dosen über 30 Mill. IE.

Mikroembolische Vorgänge bei versehentlicher Verabreichung in das Gefäßsystem.

■ Nachteile

Meist lokaler Schmerz bei Injektion

Paraxin (Boehringer Mannheim)
Leukomycin (Bayer)

Breitspektrumantibiotikum aus Streptomyces venezuelae oder auch synthetisiert

Chloramphenicol 0,25 je Drag. bzw. Kapsel bei Paraxin Zusatz von Nicotinsäureamid 20 mg, Calcium-D-pantothenat 5 mg, Aneurinnitrat 3 mg, Riboflavin 3 mg, Pyridoxin-HCl 1 mg, Cyanocobalamin 1 μg je Drag. bzw. Kaps.

I OP = 8 Dragees
= 16 Dragees bzw. Kapseln
= 36 Dragees bzw. Kapseln.

bei Leukomyxin Zusatz von Vit. B_1-chloridhydr. 3 mg, Vit. B_2 3 mg, Nicotinsäureamid 20 mg, Vit. B_6-hydrochlor. 1 mg, Calcium-D-Pantothenat 5 mg, Vit. B_{12} 1 μg je Drag. bzw. Kapsel.

I OP = 16 Dragees bzw. Kapseln
= 36 Dragees.

D. Erwachsene: 2,0 g/die 4mal 2 Dragees bzw. Kapseln zu 0,25 g 8 bis 10 Tage, max. Gesamtdosis 26,0 g.

■ Indikation

Ungenügende Rückbildung des Befundes nach Tardocillin comp. (s. dort).

Penizillinallergie

Mukosus-Otitis

■   Wirkung

Bakteriostatisch wirksam. Hemmung der Proteinsynthese
im Zytoplasma der Keime. Ansprechbarkeit der Keime ist
in über 90 % des Krankengutes vorhanden, da es gegenüber
grampositiven und gramnegativen Erregern (Kokken und
Stäbchen) wirksam ist. Rasche und fast vollständige Resorption aus dem Darm. Hervorragende Liquorgängigkeit
(40 bis 50 % der Serumkonzentrationen).

■   Nebenwirkungen

Gefahr der hämatotoxischen Nebenwirkungen bei Über-
schreitung der Gesamtdosis. Es treten aplastische Anämien, thrombopenische Purpura und Agranulozytosen als
Folge von Knochenmarkstörungen auf. Bei längerer Behandlungsdauer soll deswegen das Blutbild laufend kontrol-
liert werden. Allergie bei 1 % der Patienten zu erwarten. Gelegentlich treten Brechreiz und Diarrhoen auf.

Beachte: Die gleichzeitige Gabe von Vitamin-B-Kom-
plex oder Koli-Dragees kann die Gefahr gastro-
intestinaler Störungen nicht vermindern. Kontraindiziert ist die Chloramphenicoltherapie
bei Schwangeren im 1. Trimenon, während
einer Rö-bestrahlungsbehandlung, bei Patienten mit Erkrankungen des hämatopoetischen
Systems, bei Patienten mit schweren Leber-
bzw. Nierenschäden.

4.5.2.2.   Reinigung des Gehörganges durch
Ohrspülungen (evtl. mit Desinfizientien)

Clorina von Heyden (Lysoform) Tabletten 0,5
I OP = 20 Tabl.
D. 1 Tabl. in 1 l handwarmes Wasser geben und damit 1- bis
2mal tgl. den Gehörgang spülen.

Rp.   Sol. acid. boric. 2%   1000,0

D. Bei Ohrenlaufen 1 bis 2mal mit im Wasserbad auf Handwärme gebrachter Flüssigkeit ausspülen.

Rp.   Sol. hydrogen. peroxid. 3% 100,0

D. 1:6 verdünnen, wie oben

Rp. Kal. permanganic. 25,0

D. Einige Kristalle in handwarmes Wasser bis zur Rotweinfarbe geben und damit 1- bis 2mal tgl. den Gehörgang spülen.

■   Wirkung

Mechanische Säuberung beugt einer Sekretverhaltung vor, Entfernung von Epithelschuppen und Zerumenresten. Borsäure hat nach neueren Erkenntnissen keinen bakteriostatischen Effekt. Zur Keimabtötung im Gehörgang Chloraminlösungen (0,1% bis 0,25%) und mit Kaliumpermanganatkristallen weinrot gefärbtes Wasser besser geeignet.

Beachte: Ohrspülballon rezeptieren! Je nach Intensität
           1- bis 2mal tgl. zu Hause von den Angehörigen
           spülen lassen.
           Durch körperwarmes Wasser Vestibularis-
           reaktionen vermeiden.

4.5.2.3.   Analgetika

Antineuralgicum-Compretten (MBK)

Phenacetin	0,15
Coffein	0,05
Aminophenazon	0,1
Salicylamid	0,15

I OP = 20 Tabl.

D. 3mal 1 Tabl.

Gelonida (Gödecke)

Acid. acetylosalicylic.   0,25
Phenacetin.   0,25
Codein. phosphoric.   0,01

I OP = 10 Tabl.

D. 2mal 1 Tabl.

Cibalgin (CIBA)

Diallylbarbitursäure   0,03
Aminophenazon   0,22

I OP = 10 bzw. 20 Tabl.

D. 1- bis 3mal tgl. 1 Tabl.

Bei der nicht perforierten Otitis media acuta ist eine analgetische Behandlung unumgänglich, um die in den Abendstunden und nachts empfundenen starken Ohrenschmerzen zu beseitigen.

■   Wirkung

Dämpfung der Schmerzempfindung am ZNS durch Phenazetin und Acid. acetylsalicylic. Daneben antipyretische Wirkungskomponente von Phenazetin, Acid. acetylsalicylicum und Aminophenazon durch Dämpfung des im Fieber übererregten Wärmezentrums. Kodein, Koffein und Diallylbarbital potenzieren den analgetischen Effekt.

■   Nebenwirkungen

s. auch Abschnitt Angina und Rhinitis acuta des Säuglings.

175

4.5.2.4. Abschwellende Nasentropfen (s. auch Rhinitis acuta)

Otriven (CIBA)
D. 4mal 3 Tr.

Nasivin (Merck)
D. 4mal 5 Tr.

■   Wirkung

Die Verordnung *wäßriger Nasentropfen* ist zur schnellen und langanhaltenden Abschwellung der Nasenschleimhäute und Tubenostien immer angezeigt, denn die Wiederherstellung der normalen Belüftung des Mittelohres ist eine wichtige Voraussetzung für die Ausheilung der Otitis. Einzelheiten zur Nasentropfenwirkung und Applikation sind im Kapitel über Nasenerkrankungen zu finden.
Da die Verabreichung von abschwellenden Medikamenten bei der Otitis media acuta mindestens 2 bis 3 Wochen lang erfolgen soll, ist Privin® als ungeeignet anzusehen (s. S. 26).

4.5.2.5.   Ohrtropfen

Ohrtropfen werden zur Behandlung von akuten Mittelohrentzündungen nicht gebraucht. Hinweise dazu finden sich im Abschnitt Literatur zur Behandlung der Otitis media acuta.

4.5.3.   Literaturauswertung

Eine Ohrtropfenbehandlung ist nur sinnvoll bei drei Indikationen (nach KINDLER, 1966):

1. Aufweichen von Ohrschmalzpfröpfchen;
2. Gehörgangsfurunkulose;
3. chron. Mittelohreiterung mit großer zentraler Perforation (Schleimhauteiterung).

Nicht erwähnt ist ausdrücklich die Otitis media acuta, die mit Recht von jeder Lokalbehandlung auszuschließen ist, da keinerlei Beeinflussung des Krankheitsablaufes eintritt. Durch den Epidermisüberzug des Trommelfells wird ein Übertritt in das Mittelohr von in Ohrtropfen gelösten Stoffen verhindert. Selbst wenn eine Osmose stattfindet, kann das Pharmakon nur auf die Schleimhautanteile der Innenauskleidung des Trommelfells einwirken und nicht auf die gesamte entzündete Mittelohrschleimhaut.

Zum zweiten konnte bei Säuglingen und Kleinkindern nach Einträufeln von öligen Tropfen immer eine Luftblase vor dem Trommelfell nachgewiesen werden, die sogar den Kontakt der Trommelfellaußenschicht mit dem Medikament unmöglich macht (KINDLER, 1966).

Drittens werden bei der perforierten Otitis media acuta die Ohrtropfen durch den pulsierenden hämorrhagischen oder eitrigen Mittelohrausfluß immer wieder fortgespült, wenn nicht, wie es oft der Fall ist, der Zutritt zum Mittelohr durch einen ventilartigen Schleimhautprolaps verlegt ist. Heilungen ausschließlich nach Ohrtropfenanwendungen werden also immer Spontanremissionen sein.

Die Verordnung von Turgasept oder Furacin-Otalgicum® bei akuter Mittelohrentzündung ist deshalb als unzweckmäßig und nicht indiziert anzusehen. Etwas anders ist Otalgan zu beurteilen. Dieses Medikament kann ante perforationem durch Mazerierung der Epidermisoberfläche (Glycerin-anhydric.-Gehalt) den Durchbruch von unter Druck stehendem Exsudat begünstigen.

BABLIK (1958) stellte einen zahlenmäßigen Rückgang der stationär behandelten akuten Otitiden von 454 (1938) auf 265 (1952) fest. Am gleichen Beobachtungsgut ist der Anteil der Mastoidektomien von 36% auf 8% zurückgegangen. Auch SCHRÖDER und TEUBNER (1964) sahen unter 109 penizillinbehandelten akuten Otitiden keine einzige Mastoiditis. Der Statistik von GANZ (1967) können wir entnehmen, daß mit Einführung der systematischen antibiotischen Behandlung der akuten Otitis media ein sprunghaftes Absinken der Mastoiditisrate auf etwa ein Zehntel der vorherigen Anzahl stattgefunden hat. Die außerordentlich hohe Penizillinempfindlichkeit ist durch das Erregerspektrum bedingt, in dem zu über 90% grampositive Kokken wie Pneumococcus, Streptococcus haemolyticus, Streptococcus mucosus und Staphylococcus aureus gefunden werden. Nur im Rahmen einer Mischflora kommen die gramnegativen Bakterien Pseudomonas pyocyaneus, Bacterium proteus und Escherichia coli einmal vor. 83% der Keime bei Komplikationen der Otitis media haben sich als penizillinresistent erwiesen.

Es sind dabei noch altersmäßige und regionale Unterschiedlichkeiten zu berücksichtigen, die darin bestehen, daß im Säuglingsalter vorwiegend Pneumokokken, bei Kindern zwischen 1 und

10 Jahren hämolysierende Streptokokken und bei Erwachsenen Pneumococcus mucosus als Erreger anzusehen sind (GANZ). In Osteuropa ist ein hoher Anteil der durch gramnegative Bakterien verursachten akuten Otitiden festzustellen (RACZ und Mitarb., 1962).

Klinisch-pharmakologische Untersuchungen stimmen recht gut mit den Ergebnissen dieser Statistiken überein. An 500 Patienten haben STICKLER und McBEAN (1964) im doppelten Blindversuch nachgewiesen, daß *keine signifikanten Unterschiede* in der Wirkung *zwischen* lang wirkendem *Penizillin, Tetrazyklin, Demthylchlortetrazyklin* und *Erythromyzin* bestehen. Ein Effekt ist bei der akuten Otitis media in 87,5 bis 95 % der Fälle zu erwarten. Nur die Sulfonamide (Triplesulfonamid: Sulfamethazin, Sulfadiazin, Sulfamerazin) machen darin eine Ausnahme, sie waren dem Tetrazyklin mit 79 % Behandlungserfolgen sichtbar unterlegen.

Eine lege artis eingeleitete antibiotische Behandlung der Otitis media entbindet nicht von der Pflicht, den Krankheitsprozeß durch regelmäßige Trommelfellbetrachtung einschließlich Audiogramm-kontrolle, gegebenenfalls unter Zuhilfenahme der Röntgendiagnostik, sorgfältig zu verfolgen. PROTT (1972) wies auf die generell erschwerte Diagnostik von Otitis media-Komplikationen, speziell der Mastoiditis im Antibiotikum-Zeitalter hin. Es zeigte sich, daß an der Universitäts-HNO-Klinik Würzburg von 219 Patienten, die in den Jahren 1964 bis 1970 mastoidektomiert werden mußten, 94% vorher bereits einmal antibiotisch behandelt worden waren. Man muß mit folgendem rechnen: eine antibiotische Vorbehandlung kann die Symptomatik eines stark pathologischen Operations-befundes verschleiern, andererseits ist eine klinisch sichere Diagnose operativ nicht immer zu bestätigen. Schon der Verdacht auf das Bestehen einer Mastoiditis — im frühen Kindesalter reicht dazu bereits rezidivierendes, unklares Fieber oder das Fortbestehen einer Dystrophie bei gering pathologischem Spiegelbefund — sollte auch heute noch die Indikation zur Operation sein.

Tabelle: Übersicht Standardbehandlung bei Otitis media

	Otitis media acuta non perf.	Otitis media acuta perforata
Tardocillin comp.	+	+
Wäßrige Nasentropfen	+	+
Analgetika	+	—
Ohrspülung	—	+
Ohrtropfen	—	—

4.6. Otitis media acuta des Säuglings und des Kleinkindes

4.6.1. Allgemeines

■ **Definition**

Wie beim Erwachsenen S. 169.

■ **Ätiologie**

Siehe S. 169. Vermehrt werden Staphylokokken gefunden. Häufig Rachenmandelhyperplasie, für die Infektionsausbreitung über die Tube verantwortlich. Tube beim Säugling kürzer. Knorpeliger Tubenmantel verhält sich zum knöchernen wie 1:2 (beim Erwachsenen umgekehrtes Verhältnis), und das Ostium pharyngeum liegt beim Neugeborenen noch in Höhe des Gaumens.

■ **Symptome**

Stets stehen die Allgemeinerscheinungen im Vordergrund. Temperaturerhöhungen, Unruhe, nächtliches Aufschreien, Schmerzäußerung bei Zug an der Ohrmuschel oder Druck auf den Tragus, da sich infolge Fehlens des knöchernen Gehörganges die Bewegung unmittelbar auf das Trommelfell überträgt. Wegen der Dicke des Trommelfells kann der spontane Eiterdurchbruch fehlen (sogar bei schon vorhandenen endokraniellen Komplikationen). Auch zentrale Erscheinungen werden gelegentlich beobachtet: Meningismus mit Erbrechen und Trübung des Sensoriums. Ferner können sich Ernährungsstörungen mit Gewichtsverlust einstellen.

■ **Diagnose**

Unter Umständen schwierig, denn je jünger das Kind ist, um so schwieriger ist die genaue Beurteilung des Trommelfells auch für den Erfahrenen. Eine sichere Entscheidung

179

wird durch die Enge des Gehörganges, das dicke abschilfernde, beim Säugling fast horizontal gestellte Trommelfell zuweilen nicht zugelassen. Andererseits kann sich nach Reinigungsprozeduren reflektorisch eine Rötung einstellen, die nichtentzündlicher Natur ist.

■   Differentialdiagnose

Da die Allgemeinerscheinungen im Vordergrund stehen, kommt differentialdiagnostisch eine Vielfalt weiterer Erkrankungen des Säuglingsalters in Frage.

4.6.2.   Therapie

In der Behandlung der Säuglings- und Kleinkindesotitis sind im Vergleich zur Mittelohrentzündung im Erwachsenenalter außer den dort dargestellten einige weitere Gesichtspunkte von Interesse:

1. Da in diesen Altersgruppen die Otitis media praktisch *immer fieberhaft* verläuft, müssen zum Schutz vor Fieberkrämpfen fast regelmäßig Antipyretika gegeben werden.

2. Der häufige Infektionsweg über die Tuba auditiva erfordert gleichzeitig die *Sanierung des Nasenrachenraumes.* Rezidive gehen im Kleinkindesalter gern von adenoiden Vegetationen aus. Die Adenotomie wird entweder nach Abklingen der akuten Erscheinungen oder bei Kindern mit nur zögerndem Befundrückgang auch einmal während der Erkrankung durchgeführt.

3. Therapeutisch schwer zugängliche Otitiden gibt es speziell in diesen Altersgruppen nicht selten. Zurückzuführen sind sie nach GÜNNEL (1968) meist auf unregelmäßige Zufuhr von Penizillin per os (Tardocillin-Saft®, Baycillin 400®, Fenoxypen®, Immunocillin®) oder auf Verordnungen von Sulfonilamiden (KUSCHINSKY, 1966). Die Neigung zu Komplikationen im Verlauf der Otitis media acuta beträgt bei Behandlung mit Oralpenizillinen etwa 3% (HEIDELBACH, 1967). Bedenklich ist ferner die Behandlung mit antibiotikahaltigen Ohrtropfen, weil der Entzündungsablauf dadurch larviert wird.

4.6.2.1. Antibiotika

N-Pc „ol" (Hoechst)
N-Pc „ol" Manole (Hoechst), **Aquacillin comp.** (Bayer)
Hydracillin forte (Dauelsberg)

Aquacillin comp. enthält Procain-Penicillin-G und Penicillin-G im
Verhältnis 3:1 400000 bzw. 2 Mega IE je Amp.

Hydracillin forte enthält Procain-Penicillin-G und Penicillin-G im
Verhältnis 1:7 und 40 mg Lidocainhydrochlorid 4 Mega IE je Amp.
bzw. Biprestule

D. Säuglinge: 30000 bis 100000 IE pro kg/tgl. i.m., Kleinkinder: 40000 bis 200000 IE pro kg/tgl. i.m., Behandlungsdauer: 5 bis 10 Tage.

Tardocillin comp. (Bayer)

Zusammensetzung und Wirkung s. auch Otitis med. acuta
des Erwachsenen, Nasenfurunkel.

D. Säuglinge: 400000 IE i.m. am 1. u. evtl. am 4. Behandlungstag, Kleinkinder: 600000 IE i.m. am 1. u. evtl. am
4. Behandlungstag

Paraxin (Boehringer Mannheim)
Leukomycin (Bayer)

■   Zusammensetzung und Wirkung

s. auch Otitis med. acuta des Erwachsenen.

D. *ältere* Säuglinge und Kinder: *50 mg/kg tgl. als Dragees
oder Saft* (1 Maßlöffel = 100 mg). *Dauer der Behandlung 7 bis
10 Tage.* Säuglinge von 1 bis 3 Monaten (3 bis 6 kg): 4mal
½ Maßlöffel tgl., Säuglinge von 3 bis 12 Monaten (6 bis
10 kg): 4mal 1 Maßlöffel tgl., Kinder von 1 bis 2 Jahren
(10 bis 13 kg): 5mal 1 Maßlöffel tgl., Kinder von 2 bis
8 Jahren (13 bis 27 kg): 6- bis 8mal 1 Maßlöffel tgl., Max.
Gesamtdosis: bis 12 Monate 7,0 g, bis 5 Jahre 13,0 g,
bis 10 Jahre 21,0 g.

Beachte: Kontraindiziert für Frühgeborene und Säuglinge im 1.Monat, da bei Überdosierung Gefahr des „Grau-Syndroms" mit Herz-Kreislauf-Kollaps. Ursache ist Kumulation durch unzureichende Leberentgiftung infolge herabgesetzter Glukuronyltransferaseaktivität.

4.6.2.2. Abschwellende Nasentropfen

Siehe unter Rhinitis acuta des Säuglings und Kleinkindes.

4.6.2.3. Antipyretika

Siehe unter Rhinitis acuta des Säuglings und Kleinkindes.

4.6.2.4. Reinigung des Gehörganges durch Ohrspülungen (evtl. mit Desinfizientien)

Siehe unter Otitis media acuta des Erwachsenen, *außer Borsäurespülungen.*

Es ist überflüssig, die kaum bakteriostatisch, sondern nur leicht antiseptisch wirkende Borsäure zu verwenden. Außerdem kommen im Kindesalter leichter Vergiftungen mit Borsäure vor (Meningismus, Nierenschädigung, fortschreitender Kollaps).

4.6.2.5. Ausschluß von adenoiden Vegetationen

Man untersuche stets den Nasenrachenraum im Hinblick auf adenoide Vegetationen, denn eine Rachenmandelhyperplasie ist eine häufige Ursache für rezidivierende Otitiden.

4.7.   Tubenmittelohrkatarrh

4.7.1.   Allgemeines

■   Definition

Mittelohrschwerhörigkeit infolge einer serösen Entzündung
der Mittelohrräume ohne Eiterbildung. Die eiweißreiche
Exsudation erfolgt in das interstitielle Gewebe oder auch in
die Mittelohrräume. Die Mittelohrschwerhörigkeit kann
aber auch ohne entzündliche Veränderungen durch einen
mechanischen Tubenverschluß und deshalb fehlenden
Druckausgleich zwischen den Mittelohrräumen und der
Außenluft entstehen.

■   Ätiologie

Virusinfekte (Grippe, Schnupfen, Katarrhe der oberen
Luftwege), Mikrofunktionsstörungen der Tube infolge umschriebener Schleimhautschwellungen im Bereich des Tu-
benisthmus, bei Kindern Adenoide, narbige Tubenver-
schlüsse, Barotrauma, Nasenrachenfibrom, bösartige Geschwülste des Nasenrachenraumes.

■   Symptome

Subjektiv: Druckgefühl im Ohr, zuweilen stechende
Schmerzen. Objektiv: Eingezogenes Trommelfell, wenn die
Tubenwegsamkeitsstörung im Vordergrund steht. Bei
blanden entzündlichen Prozessen zuweilen durch das Trom-
melfell hindurchschimmerndes Exsudat in der Pauke (obere
Grenze als feine geschwungene Linien erkennbar). Eine
Einbeziehung des Trommelfells kann hierbei fehlen. Keine
Eiterung, keine Trommelfellöcher.

■   Diagnose

Mittelohrschwerhörigkeit, eingezogenes Trommelfell und
deutlicher Höranstieg nach Lufteinblasung sind die Grund-

pfeiler der Diagnose. Allerdings ist ein nicht eingezogenes Trommelfell kein Beweis dafür, daß das Mittelohr nach der oben angegebenen Definition entzündungsfrei ist.

■ Differentialdiagnose

Bei reizlosem und normal gelagerten Trommelfell Otosklerose, Mißbildungen der Gehörknöchelchenkette, Narbenbildung in der Pauke.

4.7.2. Therapie

Zunächst kommt es darauf an, bakterielle Infektionen des Nasenrachenraumes, der Nase und der Nasennebenhöhlen auszuheilen. Danach kann eine gezielte Behandlung, u. a. Luftduschen nach POLITZER, einsetzen. Zur Behandlung des Paukenergusses hat sich CRONAUER und DRAF (1972) die sog. transmyringeale Paukendrainage bewährt.

4.7.2.1. Abschwellende Nasentropfen

Siehe Rhinitis acuta des Erwachsenen und Kindes (s. S. 14 ff.).

4.7.2.2. Luftduschen nach Politzer

Vorgehen: Einem Gummiballon nach POLITZER wird eine sogenannte Nasenolive aufgesetzt und diese in den Nasenvorhof des Patienten eingeführt. Mit einem Finger der anderen Hand hält man das andere Nasenloch zu, indem der Nasenflügel gegen das Septum komprimiert wird. Danach fordert man den Patienten auf, das Wort „Kuckuck" oder ein anderes Wort mit K-Lauten zu sprechen. Im Augenblick des Phonierens von „K" drückt man auf den Ballon und bläst damit Luft über den zu diesem Zeitpunkt durch das Gaumensegel nach unten abgeschlossenen Nasenrachenraum in Tube und Mittelohr.

In der Regel empfindet der Patient ein Knacken im Ohr und unmittelbar danach eine Besserung des Hörvermögens. Da sich der Verschluß danach zuweilen allmählich wieder einstellt, empfehlen sich 2 bis 3mal wöchentlich wiederholte Luftduschen.

Beachte: Luftduschen sind kontraindiziert bei akuten Naseninfekten.

4.7.2.3. Kontrolle und Sanierung des Nasenrachenraumes

Chronische Katarrhe haben gewöhnlich adenoide Vegetationen zur Ursache. In diesen Fällen ist die Adenotomie notwendig.

Beachte: Bei geringem Verdacht versäume man nicht, durch penible Inspektion, evtl. Exzision mit histologischer Untersuchung, einen Tumor im Bereich des Nasenrachenraumes auszuschließen. *Ein hartnäckiger Tubenmittelohrkatarrh kann das zunächst einzige Symptom eines Nasenrachenkarzinoms sein*

4.7.2.4. Tubenkatheterismus

Einblasen von Luft

Nach vorangehender Oberflächenanästhesie der Nasenschleimhaut (s. auch Nasenbluten) führt man einen Tubenkatheter in das Nasencavum ein. Das vordere Ende des in diesem Bereich gekrümmten Katheters wird im Ostium pharyngeum tubae plaziert. Zum Einblasen der Luft benutzen wir einen kleineren Gummiballon, als es der POLITZER-Ballon ist (z. B. Ohrspülballon).

Einblasen von Glukokortikoiden

Ultracortenol®-Kristallsuspension ($\triangleq$ 10 mg Prednisolon) wird 2mal monatlich durch den Katheter in die Tube geblasen. Behandlungsdauer 1 bis 2 Monate.

■   Wirkung

Bremst mesenchymale Reaktion und verhindert infolgedessen die Narbenbildung (Strikturgefahr).

Einblasen von Alphachymotrypsin 25 Choay (Delalande)

α-Chymotrypsin (5 mg je Amp.) in 1 ml Aqu. auflösen und 1mal wöchentlich durch den Katheter in die Tube instillieren. Behandlungsdauer 1 bis 2 Monate.

■   Wirkung

Fermentative Auflösung zarter Verklebungen.

4.7.2.5.   **Intratubare Bestrahlung der Ohrtrompete mit radioaktivem Strontiumisotop Sr^{90}-Y^{90}**

■   Indikation

Auf die oben angeführten Methoden *therapieresistente mittelgradige und hochgradige Tubenfunktionsstörungen.* Vorherige Tubenwiderstandsmessung nach ZÖLLNER-HAHLBROCK ist Bedingung (Werte liegen im Bereich von .30 bis 70 bis 100 mm Hg).

■   Methode

(Beck, 1957; Flach, 1965)
Tubenapplikator von 20 mC Sr^{90}-Y^{90} (β-strahlendes Strontium-Yttrium-Isotop liegt als Keramikzylinder in einer Nickelkapsel von 1,5 cm Länge vor. Sie ist über eine elastische Feder mit einem 12 cm langen Haltestab verbunden). Nach Oberflächenanästhesie des Epipharynx wird der aktive Teil durch die Nasenhöhle in das Tubenostium geschoben. Bestrahlungsdauer 4 min. Dosis an der Gewebeoberfläche $>$ 1565 r, in 7 mm Gewebetiefe keine meßbare Röntgendosis mehr vorhanden.

■   Wirkung

Lymphatische Elemente in der Submukosa der Tubenschleimhaut werden zum Schwinden gebracht und dadurch das Tubenlumen erweitert. Erfolgreich bei etwa 60 bis 65 % der Patienten. Hörverbesserung tritt nach einigen Wochen ein.

4.8.   Otitis media chronica

4.8.1.   Allgemeines

Die *konservative* Behandlung chronischer Mittelohreiterungen **unterstützt die unbedingt** notwendigen **chirurgischen Maßnahmen** meist *erfolgreich* bei
– sog. *Schleimhauteiterungen* (mesotympanale, tubotympanale Eiterungen, einfache chronische Otitis), und seltener erfolgreich bei
– *chronisch-granulierenden Entzündungen* mit randständiger Trommelfellperforation (außer Pars flaccida).

187

Demgegenüber sind Knocheneiterungen (Cholesteatome, epitympanale Eiterungen), die fast *ausschließlich* von Trommelfelldefekten in der Pars flaccida ausgehen, *ausschließlich operationspflichtige* Erkrankungen.

4.8.2. Therapie

Die konservative Behandlung der chronischen Mittelohreiterungen besteht weniger in einer Allgemein- als in einer intensiven Lokalbehandlung. Aussichtsreiche lokaltherapeutische Maßnahmen sind Spülungen zur Entfernung des Eiters und nach sorgfältiger Austrocknung des Ohres die Instillation von Adstringentien, Desinfektionsmitteln, Antibiotika und Glukokortikoiden sowie neuerdings auch Fermenten. Instillation von Medikamenten ist zur Therapie von chronischen Otitiden im Gegensatz zu den akuten Otitiden sinnvoll, weil diese nach Passage des mittelständigen Trommelfellochs mit der entzündlich veränderten Mittelohrschleimhaut in Kontakt kommen können. Die gleichzeitige Allgemeinbehandlung mit denjenigen Antibiotika, die zur Lokaltherapie eingesetzt werden, verbessert zusätzlich die Erfolgschancen. Das bewährt sich bei Kranken, bei denen massive Eiterungen eingebrachte Ohrtropfen nach kurzer Zeit wieder abschwemmen.

Die Auswahl des Antibiotikums zu lokaler und allgemeiner Applikation wird wesentlich von den Ergebnissen des Antibiogramms bestimmt. Biosynthetische Penizilline G und V eignen sich dazu weniger. Um den Keimnachweis durch die Kultur und die Testung der Erregerempfindlichkeit sollte man sich bei den chronischen Mittelohreiterungen vor Behandlungsbeginn regelmäßig bemühen. Es gelingt meist, den Abstrich isoliert aus dem Mittelohr ohne Vermengung mit der Gehörgangsflora zu entnehmen. Solange das Ergebnis des Mikrobiologen noch nicht eingetroffen ist, genügt manchmal die unspezifische Behandlung mit Desinfektionsmitteln.

4.8.2.1.   Ohrspülungen

s. auch Otitis media acuta der Erwachsenen.

Die verwendbaren Lösungen (*Chloramin 0,1%ig bis 0,25%ig*, Borsäure 2%ig, Wasserstoffperoxyd 0,3%ig und Kaliumpermanganat 0,05%ig bis 0,1%ig) sind die gleichen, wie sie zur Desinfektion und Reinigung des Gehörgangs bei der Otitis media acuta bereits beschrieben wurden.

Beachte: Die Anzahl der täglichen Spülungen hängt von der Intensität der Eiterung ab. Es darf keine Eiterverhaltung entstehen. Nach der Spülung Ohr austrocknen (Austupfen, Hinlegen auf das gespülte Ohr zu Hause), um Ausfällungen der danach eingebrachten Substanzen in wäßriger Restflüssigkeit zu vermeiden.

4.8.2.2.   Lokalbehandlung mit Adstringentien, Antibiotika, Glukokortikoiden

Ohrentropfen

Zincum-sulfuricum-Tropfen

Rp. Sol. zinc. sulfuric.   3%   25,0

D. Nach der Spülung 2 bis 4 Tropfen in den Gehörgang geben. Der Kopf wird dabei auf die andere Seite gelegt.

■   Wirkung

Adstringierung der verdickten oder polypösen Schleimhaut: Abdichtung des Gewebes, leichte oberflächliche Eiweißfällung.

Paryxin-Ohrentropfen (Boehringer Mannheim)
Leukomycin-Ohrentropfen (Bayer)

Chloramphenicol.   0,5
Propylenglykol.   ad 10,0

I OP = 6 ml

D. Nach der Spülung mit anschließender Austrocknung 2mal tgl. 2 bis 4 Tr. in den Gehörgang geben, Kopf auf die andere Seite legen. 10 min liegen bleiben, evtl. Tragusmassage.

■ Wirkung

Chloramphenikoleffekt siehe oben; zu 50% aussichtsreich bei noch unbekanntem Erreger.

■ Nebenwirkungen

Besteht gleichzeitig eine Otitis externa diffusa, werden Chloramphenikolohrtropfen manchmal weniger gut vertragen. Es wurden lokale Reizerscheinungen mit Ausbreitung der Entzündung bis zur Ohrmuschel beobachtet.

Cortiflexiole (Mann)

Hydrocortison 4 mg, Chloramphenikol 2 mg, Vitamin A 5000 IE in 1,0 öliger Flüssigkeit.

I OP = 3 ml bzw. 5,5 ml

D. Nach der Spülung und anschließender Austrocknung 2mal tgl. 2 bis 4 Tr. in den Gehörgang geben. 10 Minuten liegen bleiben, evtl. Tragutmassage.

■ Wirkung

Chloramphenikolwirkung siehe oben, Hydrocortisoneffekt siehe S. 133.

Aquapred-Ohrentropfen (Dr. Winzer)

Chloramphenikol 1,5, Dexamethason 0,2, Naphazolin 0,05 Propandiol ad 100,0

I OP = 10 ml

D. wie oben.

■   Wirkung

Chloramphenikolwirkung siehe oben, Dexamethason wirkt
6- bis 7mal stärker exsudations- und proliferationshem-
mend als Prednisolon (s. dort). Nephazolin bewirkt eine
Vasokonstriktion der submukösen Gefäße.

Nebacetinlösung (Byk-Gulden)

Antibiotikum aus Streptomyces fradiae
Antibiotikum aus Bacillus subtilis
Neomyzinsulfat   5 mg
Bacitracin   250 IE je 1 ml Lösung

D. Nach der Spülung 2 bis 4 Tr. in den Gehörgang geben.
10 min auf der Seite liegend bleiben, evtl. Tragusmassage,

■   Wirkung

Neomyzin wirkt bakteriostatisch bis bakterizid, abhängig
vom Keim und von der Konzentration, Bacitracin hat
hauptsächlich einen bakteriziden Effekt (irreversible
Schädigung) durch Hemmung der Zellwandsynthese der
Keime in der Proliferationsphase. Ausgesprochen günstige
Kombination mit guter Wirkung gegen fast alle pathogenen
grampositiven und gramnegativen Keime.

■   Nebenwirkungen

Ototoxizität und Nephrotoxizität nach parenteraler Applikation. Ototoxizität auch nach lokaler Applikation.

Otosporin (Deutsche Wellcome)

Polymyxin-B Sulfat 10 000 IE, Neomycinsulfat 5 mg, Hydrocortison 10 mg in 1 ml wäßriger Lösung

I OP = 6 ml mit Tropfpipette
D. 3mal tgl. 3 bis 4 Tr. in das erkrankte Ohr.

191

■   Wirkung

Günstige Antibiotikakombination, die gegen die meisten bei chronischer Otitis nachgewiesenen Keime, wie Pseudomones aeruginosa, Proteus, Staphylokokken u. E. coli, gut wirksam ist.

■   Nebenwirkung

Ototoxizität. Möglichkeit des Nachlassens der Innenohrfunktion.

Polymyxin-B-Ohrentropfen

Antibiotikum aus Bacillus polymyxa bzw. aerosporus

Rp. Polymyxin B   0,1
Aq. dest.   5,0
Aethoxose 8%   ad 30,0
MDS Ohrentropfen

Beachte: Anwendung nur, wenn im Antibiogramm eine gramnegative Bakterienflora mit entsprechender Empfindlichkeit nachgewiesen wurde.

■   Wirkung

Bakteristatisch, bei 50% der Keime bakterizid.
Die Wirkung wird sowohl in der Ruhephase als auch im Teilungsstadium der Keime entfaltet.
Gramnegative Bakterien: hauptsächlich Pseudomonas aeruginosa, aber auch E. coli. Aerobacter aerogenes, Klebsiellen. Pasteurellen, Salmonellen, Shigellen, Haemophilus-Arten, Brucellen.
Resistenz liegt immer vor bei grampositiven Kokken, wie Streptokokken, Enterokokken, Pneumokokken und Staphylokokken sowie von den gramnegativen Bakterien bei Bact. proteus.

■   Nebenwirkungen

Allergische Reaktionen sind außerordentlich selten. Weitere bekannte Nebenwirkungen, wie neuro- und nephrotoxische

192

Erscheinungen, kommen bei der lokalen Applikation weniger in Betracht.

Einblasen von Pudern

Leukomycin-Puder 3% (Bayer)

D. Mit dem Pudergebläse jeden 2. oder 3. Tag in das Ohr geben.

■   Wirkung

Chloramphenikolwirkung s. auch Otitis media acuta.
Trockenbehandlung mit Puder zweckmäßig, wenn die Eiterung allmählich zurückgeht.

Rp. Oxytetracyclin.   1,0
    Lactos.   ad 5,0

D. Mit dem Pudergebläse jeden 2. oder 3. Tag in das Ohr geben.

■   Wirkung

Oxytetrazyklinwirkung s. auch Laryngitis chron. hyperplastica. Puderapplikation in Stadien nachlassender Absonderung günstig.

4.8.2.3.   Antibiotika

Vor Behandlungsbeginn Abstrich für kulturellen Keimnachweis und Antibiogramm.

Paraxin (Boehringer Mannheim)
Leukomycin (Bayer)

Anwendung und Dosierung s. auch Otitis med. acuta der Erwachsenen und im Kindesalter.

Terramycin (Pfizer)
Macocyn (Mack)

Anwendung und Dosierung bei Erwachsenen s. auch Laryngitis chronica.

Dosierung im Kindesalter:

Schulkinder 25 mg/kg tgl. ≙ 4mal 100 mg bis 4mal 250 mg/tgl.

Beachte: Säuglinge und Kleinkinder sollen kein OTC erhalten, da infolge Einlagerung in das knochenbildende Gewebe Gelb- und Braunfärbung der bleibenden Zähne vorkommen!

Erycinum (Schering)

Antibiotikum aus dem Strahlenpilz Streptomyces erythreus. Erythromycin 0,25 je Tabl.

I OP = 16 Dragees

D. Erwachsene 4mal 0,25 tgl. per os, Initialdosis 0,5; Kinder 25 bis 50 mg/kg tgl., Behandlungsdauer etwa 10 Tage.

■ Wirkung

Bakteriostatisches Antibiotikum aus der sog. Makrolidgruppe. Wirkung gegen grampositive Erreger und gramnegative Kokken durch Hemmung der Proteinsynthese im Erregerzytoplasma.

Beachte: Nicht länger als 2 Wochen, da sonst Gefahr der Leberschädigung.

■ Nebenwirkungen

Leichte gastrointestinale Störungen, Allergie selten.

4.8.3. Literaturauswertung

Das Schwergewicht der Behandlungsmethoden der Otitis media chronica liegt auf der operativen Therapie. Wenngleich dieser Grundsatz in der neuen Zeit der antibiotischen Möglichkeiten unverändert aufrechtzuerhalten ist, so läßt sich doch gleichfalls sagen, daß der Behandlungserfolg fast immer von der gleichzeitigen sinnvollen Antibiotikaapplikation abhängt. Eine grobe Indikationsaufstellung ist im Abschnitt Behandlung der Otitis media chronica zu finden. ZÖLLNER (1966) rät bei jenen Patienten dringend zu einer konservativen Vorbehandlung der Schleimhauteiterung oder chronisch granulierenden Entzündung, wenn Aussicht besteht, das Ohr vor der Operation trocken zu bekommen. Die Chancen der operativen Plastik lassen sich auf diese Weise entscheidend verbessern. Im Gegensatz zur Otitis media acuta ist bei der chronischen die lokale Applikationsmethode von Pharmaka vorteilhaft. Speziell die Ohrtropfenform ist für chronische Mittelohreiterungen mit großer zentraler Perforation nützlich, zumal mit pneumatischen Hilfsmitteln, wie Wechseldruck auf den Gehörgang mit dem POLITZER-Ballon oder Tragusmassage, das Eindringen in die Paukenhöhle unterstützt werden kann (DERLACKI, 1963; KINDLER, 1966; ZÖLLNER, 1966). Problematisch wird das Einbringen von Ohrtropfen lediglich, wenn polypöse Schleimhauthyperplasien der Paukenhöhle die Perforation ventilartig verlegen und damit den Zutritt zur gesamten entzündeten Mittelohrschleimhaut verhindern. Man beginnt zuerst mit einer kombinierten lokalen und allgemeinen Zufuhr von Antibiotika, mit zunehmender Rückbildung des Befundes verbessert und verlängert sich auch der lokale Kontakt mit einer größer werdenden Schleimhautoberfläche.

Von der lokalen Behandlung mit Ohrtropfen ist bei kleinen zentralen Trommelfellperforationen Abstand zu nehmen. Auch bei randständigen Perforationen gelingt es nicht, ölige Flüssigkeiten durch die Öffnung in die Mittelohrräume zu bringen. KINDLER (1966) konnte mittels Kontrastmittel nachweisen, daß selbst gezielte Kuppelraumspülungen mit Chemotherapeutika unter Zuhilfenahme von Paukenspülröhrchen therapeutisch nutzlos sind. Ohnehin gehören derartige Befunde in das Indikationsbereich der operativen Sanierung (GÜNNEL 1955, 1956).

Welche Pharmaka sind zur Applikation in die Paukenhöhle geeignet? Während die Anforderungen, die in pharmazeutischer Hinsicht an Nasentropfen gestellt werden müssen, klar formuliert festliegen (s. S. 31), ist das bis jetzt für Ohrentropfen zur Behandlung der chronischen Schleimhauteiterung noch nicht mit aller Deutlichkeit geschehen. Sicher muß der pH-Wert ebenso neutral sein, die lokale Verträglichkeit muß gut sein wie auch resorptive Allgemeinwirkungen weitestgehend fehlen sollen. Die Eigenschaft einer langen Wirkungsdauer läßt sich durch ölige Ohrtropfen am besten erzielen. Ganz wichtig ist außerdem, daß in Ohrtropfen gelöste Medikamente nach einem möglichen Eindringen in das Innenohr keine vorübergehenden oder bleibenden Schädigungen des CORTI-Organes bzw. des Vestibularapparates hervorrufen dürfen.

Prüft man tierexperimentell verschiedene Substanzen anhand dieses Kriteriums, fällt die Auswahl eines geeigneten Antibiotikums schon wesentlich schwerer. Da es sich in der Regel um bakterielle Mischinfektionen handelt, werden gewöhnlich Breitband- oder Lokalantibiotika zugesetzt. Glukokortikoide werden als antiphlogistischer Bestandteil hinzugefügt. COLEMANN (1964) verwendete eine Mischung aus Neomyzin, Thyrothrizin, Hydrokortison in Propylenglykol als Lösungsmittel und sah danach ein Versiegen der Eiterung bei 90% der Patienten. Oxytetrazyklin wurde von SCHMIDT (1958), IWASAWA (1965) sowie von ODA und Mitarb. (1965) bevorzugt, während TANAKA und YASUHIKO (1965) ähnlich gute Erfahrungen mit lokaler Tetrazyklinapplikation machten. Dem entsprechen die Erfolge der weitverbreiteten klinischen Anwendung. Auch wir haben bei im Antibiogramm nachgewiesener Empfindlichkeit der Erreger einen günstigen Einfluß auf die Schleimhauteiterung festgestellt. Gelegentlich stört unmittelbar nach der Applikation ein kurzes Brennen als Ausdruck der mäßigen lokalen Verträglichkeit von Tetrazyklinen. Schädigungen des Innenohres sind unseres Wissens tierexperimentell und klinisch noch nicht beobachtet worden. Etwas günstiger sieht es diesbezüglich mit der lokalen Chloramphenikoltherapie aus. Von PATTERSON und GULICK (1963 und 1964) wurden tierexperimentell irreversible Verminderungen des Mikrofonpotentials (MP) der Kochlea festgestellt und deshalb vor der lokalen Anwendung im Ohrbereich gewarnt. Möglicherweise liegt das an dem gegenüber den Tetrazyklinen leichteren Eindringen von Chloramphenikol in das Innenohr. Angesichts der außerordentlich guten Behandlungsergebnisse ohne nachweisbare Innenohrschädigung sind gegen die lokale Applikation in das Mittelohr bisher noch keine großen Bedenken geltend gemacht worden.

Neomyzin hatte beim Tierexperiment am Meerschweinchen und im klinischen Gebrauch nach parenteraler Applikation (KOSSOWSKI, GIELDANOWSKI und ZIEMSKI, 1963; RUEDI, GRAF und TSCHIRREN, 1953; FIELDS, 1964; GREENWOOD, 1959; HALPERN und HELLER, 1961; KOHONEN, 1965) erhebliche ototoxische Nebenwirkungen, so daß mit der lokalen Verabreichung in das Mittelohr Zurückhaltung angebracht ist. Die guten lokalantibiotischen Eigenschaften von Neomyzin kann man in Ohrtropfen oder Salben bei der Behandlung von mikrobiellen Gehörgangsekzemen vorteilhaft ausnutzen. Auch in Operationshöhlen des Ohres kann Neomyzin gegeben werden, ein intakter Abschluß der Paukenhöhle ist dazu allerdings Voraussetzung.

Penizillin ist wegen der großen Sensibilisierungsgefahr für eine lokale Verabreichung im Ohr kaum brauchbar. Es wird in dieser Form nur selten gegeben. Es sei daran erinnert, daß es nach der Einlage von penizillingetränkter Gelaspontamponade in die Operationshöhlen mit freiliegender Dura zu generalisierten Krämpfen kommen kann. HEERMANN (1965) beobachtete einen Status epilepticus an vier Patienten nach intraoperativer Einlage von Gelatinewürfeln mit Penizillin in Operationshöhlen mit freiliegender Dura.

Streptomyzin besitzt in lokaler Applikation noch größere sensibilisierende Eigenschaften als Penizillin. Aus diesem Grunde und sicher auch wegen der ausgesprochen ototoxischen Wirkungen von Streptomyzin ist es lokaltherapeutisch ohne Interesse. In einer umfangreichen klinischen Studie bezüglich der Erregerempfindlichkeit auf Antibiotika bei der chronischen Mittelohreiterung haben DECHER und DAUM (1973) auf den Wandel von Erregergruppierungen und deren Resistenzverhältnissen unlängst hingewiesen. Ihr Krankengut wies Pseudomonas aeruginosa (Pyocyaneusgruppe) als häufigsten pathogenen Keim auf, er fand sich in den Ohrsekreten von etwa 42% aller 253 behandelten Patienten. Wegen einer sehr hoch austestbaren Erregerresistenzquote von 50% auf Chloramphenikol bzw. Tetrazyklin vertreten die Autoren die Meinung, daß die lokale Verabreichung dieser beiden Substanzen in der Praxis viel zu stark berücksichtigt wird. Effektiver sei die Lokalbehandlung mit Gentamycin, Colistin und Polymyxin B; als beste Kombinationstherapie hat sich Polymyxin B mit Neomycin (Otosporin®, Panotile®) erwiesen. Neomycin, Gentamycin, Tetrazyklin und Colistin werden nach lokaler Applikation aber sehr schnell in der Perilymphe des Innenohres angereichert, was eine wesentliche Voraussetzung ihrer Ototoxizität ist (BRUN, STUPP, LAGLER und SOUS, 1970).

Als weitere Wirkstoffe werden verschiedene proteolytische Fermente in die Paukenhöhle zur Resorptionsförderung von Exsudaten und damit zur Verhütung postoperativer Adhäsionen gegeben. Hauptindikation einer solchen Therapie ist das Krankheitsbild der Otitis media adhaesiva bzw. der sogenannte Adhäsivprozeß. Erste gute Erfahrungen mit der Hyaluronidase stammen von KLEY (1955). Neuerdings wird dazu vorzugsweise α-Chymotrypsin angewendet (AUBRY, CAUSSE, PAILLER, 1960). SIIRALA (1963, 1967) instilliert nach vorhergehender operativer Behandlung neben Hydrokortison (5 mg) Penizillin (100000 E) auch α-Chymotrypsin (5 E) bei adhäsiver Otitis in die Paukenhöhle. MATSUZAKI (1965) injiziert eine Mischung von α-Chymotrypsin und Glukokortikoiden beim Adhäsivprozeß durch das Trommelfell direkt in die Paukenhöhle und gibt damit eine Besserung des Hörvermögens an. Ähnliches beobachtete BOUCHET (1966) nach der Instillation von α-Chymotrypsin in die Paukenhöhle auf dem Wege einer Dauerdrainage. Chronische Otitiden reagierten mit einem Höranstieg, wenn nach Abheben des Trommelfells α-Chymotrypsin in das Mittelohr gegeben wurde (COYAS, 1963).

ZÖLLNER (1966) bemerkt hierzu in seinem Handbuchartikel, daß Injektionen derartiger Medikamente in die Pauke bei fehlender Abflußmöglichkeit über die Tube nicht als ungefährlich anzusehen sind und Ertaubungen vorkommen können. Wenn schon Fermente in die Paukenhöhle eingebracht werden, muß die Tube durchgängig sein. ZÖLLNER hält diese medikamentöse Behandlung für aussichtsreich und wenig bedenklich hinsichtlich von Nebenwirkungen, wenn das pneumatische System und die Paukenhöhle nach Dauerdrainage des Antrums (durch Punktion des Mastoids oder nach Mastoidektomie) und Anlegung einer Dauerperforation des Trommelfells durchgespült werden können. Im Hinblick auf diese Warnung wurden tierexperimentelle elektrophysiologische Untersuchungen über die Auswirkung von α-Chymotrypsin auf die Innenohrfunktion vorgenommen und eine dosisabhängige Schädigung der elektrischen Aktivität der Haarzellen festgestellt (FLACH, UHLEMANN, KNOTHE und STEINERT, 1969). Daraus sollen keinesfalls grundsätzliche Einwände gegen diese Therapie erhoben werden, sondern es wird von der Instillation von α-Chymotrypsin in die Paukenhöhle gewarnt, wenn nicht klinisch bzw. operativ eindeutig ein Adhäsivprozeß vorliegt.

4.9.   Komplikationen bei Otitis media

4.9.1.   Allgemeines

Als *unbedingt operationspflichtige* Komplikationen im Verlauf einer Otitis media werden die manifeste Mastoiditis, Meningitis, Hirnabszeß, Sinusthrombose angesehen. *Konservativ-medikamentöse Therapie allein reicht zu deren Bekämpfung keinesfalls aus*, ihr kommt in Form der Anti-

198

biotikazufuhr aber eine große unterstützende Funktion für das chirurgische Vorgehen zu (GÜNNEL, 1958 und 1968; LINK, 1961; MORROW, 1958; ZÖLLNER, 1966).

Die Labyrinthitis wird bei Zeichen der Einschmelzung des Warzenfortsatzes oder bei chronischer Otitis mit Cholesteatom ebenfalls sofort operiert (Mastoidektomie, Radikaloperation, Tympanoplastik, Labyrinthektomie). Sind diese Voraussetzungen nicht gegeben, ist zunächst eine konservative Behandlung am Platze.

Hinsichtlich der otitischen Fazialisparesen hat sich folgende Regel für die Indikationsstellung als hilfreich erwiesen: Frühlähmungen (Otitis media acuta mit Fazialisparese am 1. bis 3. Erkrankungstag) werden zunächst nur konservativ antibiotisch behandelt. Spätlähmungen (Otitis media acuta mit Fazialisparese am 5. bis 8. Tag und später) werden operiert und gleichzeitig antibiotisch abgeschirmt. Demgegenüber ist jede Fazialisparese im Verlauf der chronischen Otitis media nur auf chirurgischem Wege (Sofortoperation mit Freilegung des Nervs) und mit gleichzeitiger Verabreichung von Medikamenten zu bessern. Hochdosierte Antibiotikagaben sind für alle angeführten otitischen Komplikationen von großer Wichtigkeit. Da Erregerart und Empfindlichkeit anfangs meistens noch unbekannt sind, werden vor allem *Antibiotika* mit einem möglichst *breiten Wirkungsspektrum* ausgewählt. Um eine schnelle Feststellung der Erreger sollte man sich dennoch bemühen. Einige Antibiotika, die zur Therapie in Frage kommen (Tetrazykline, Chloramphenikol), wurden schon oben ausführlich dargestellt. Es kommt aber für die quo ad vitam gefährlichen Komplikationen (Meningitis, Sinusthrombose und Hirnabszeß) überwiegend die *parenterale Applikation* in Frage. Deswegen wird an dieser Stelle auf einige Besonderheiten der antibiotischen Therapie nochmals eingegangen. Einige andere hochwirksame Medikamente werden hinzugefügt. Sie dürfen wirklich nur den ernsten Verwicklungen vorbehalten bleiben.

Weil diese schweren Erkrankungen oft über einen längeren Zeitraum hinweg mit Antibiotika behandelt werden müssen, ist es aus Gründen der Resistenzverhütung manchmal günstig, eine *Kombination aus zwei oder drei Antibiotika* zu gebrauchen. Die Kombination wird *immer individuell* festgelegt, *fixe Kombinationen sind unzweckmäßig*. Nach der JAWETZschen Regel sollen bakteriostatisch wirkende Antibiotika nicht mit bakterizid wirkenden kombiniert werden, da die ersteren die Aufnahme der letzteren durch den Keim verhindern (v. WASIELEWSKI und SCHÜTZE, 1967). Mögliche Kombinationen sind: *Penizillin mit Streptomyzin, Tetrazykline mit Cloramphenikol, Ampicillin mit Gentamycin und evtl. Carbenicillin sowie Ampicillin mit Penizillin, kontraindizierte Kombinationen sind: Penizillin mit Erythromyzin sowie Penizillin mit Tetrazyklinen.*

Die antibiotische Behandlung wird bis zwei Wochen nach der Entfieberung fortgesetzt.

Nicht zu vergessen sind Mittel zur Unterstützung der Herz- und Kreislauffunktion, die Kontrolle des Wasserhaushaltes und die evtl. notwendige parenterale Ernährung. Die Zusammenarbeit mit dem Internisten und Anästhesisten wird empfohlen.

4.9.2.   Antibiotika

4.9.2.1.   Terravenös (Pfizer)

Antibiotikum aus dem Aktinomyces-Pilz Streptomyces rimosus
Oxytetrazyklin   0,25 je Amp. (5 ml)

D. Abhängig vom klinischen Erscheinungsbild

1- bis (2)mal tgl. 1 bis (2) Amp. *Terravenös i.v.* bzw. *Terramycin-Depot i.m.*

■   Wirkung
Siehe auch Terramycin. Depotwirkung von 24 Stunden Dauer nach einmaliger Injektion von 250 mg.

◼   Nebenwirkungen

Siehe auch Terramycin, lokale Reizerscheinungen sowohl nach i.m. als auch nach i.v. Applikation.

4.9.2.2. Reverin (Hoechst)

N-Pyrrolidino-methyl-tetrazyklin (Rolitetrazyklin)
Rolitetrazyklin.   0,275 je Amp.

D. 1- bis (2)mal tgl. 1 Amp. i.v., sehr langsam injizieren.

◼   Wirkung

s. auch OTC. Infolge sehr guter Wasserlöslichkeit ausgezeichnete lokale Verträglichkeit. Auch zur Instillation in eine Operationshöhle geeignet.

4.9.2.3.   Erythrocin (Abbott)

s. auch Erycinum
Erythromycinlactobionic. entsprechend Erythromyzin 0,3 je Trockenampulle

D. Erwachsene 2- bis (3)mal tgl. 1 bis (2) Amp. i.v., gelöst in 50 bis 60 ml physiologischer Kochsalzlösung innerhalb von 10 Minuten injizieren.
Als Dauertropf 1 bis 2 g in 10 bis 12 Stunden.

◼   Wirkung

Siehe auch Erycinum (S. 194). Die Kombination mit Penizillin ist möglich.

◼   Nebenwirkungen und Nachteile

Ausgesprochen gering, noch keine Leberschädigungen bekannt geworden, selten Allergie, im allgemeinen rasche Resistenzentwicklung.

4.9.2.4. Paraxin pro injectione (Boehringer, Mannheim)
Leukomycin-Injekt-Flasche (Bayer)

Siehe auch S. 172
Chloramphenicol. monosuccinic. Natr. 1,35 entsprechend 1,0 Chloramphenikol je Trockenampulle

D. Erwachsene 2,5 bis 3,0 tgl., Kinder von 1 bis 3 Jahren 0,5 bis 1,4 tgl., Kinder von 3 bis 6 Jahren 0,7 bis 2,0 tgl,. Kinder von 6 bis 12 Jahren 1,0 bis 2,5 tgl.

■　Wirkung

Siehe auch S. 172, gute Liquorgängigkeit bedeutet Vorteil gegenüber Tetrazyklinen.

4.9.2.5. Stapenor (Bayer)
Cryptocillin (Hoechst)

5-Methyl-3-phenyl-4-isoxazolyl-penicillin-Natrium-monohydrat (Oxacillin-Na-Monohydrat)
0,55 entsprechend 0,5 Oxacillin je Injektionsflasche mit Lösungsampullen (Aqu. dest.)

D. Erwachsene 4mal 0,5 ($\triangleq$ 4mal 1 Amp. tgl. i.m. oder i.v.), Kinder von 2 bis 6 Jahren 2mal 0,5 ($\triangleq$ 2mal 1 Amp.) tgl. i.m. oder i.v., Säuglinge und Kleinkinder bis 2 Jahre 2mal 0,25 ($\triangleq$ 2mal ½ Amp.) tgl. i.m. oder i.v.

Dosen können je nach Schwere der Infektion bis auf das Doppelte gesteigert werden. Später auf Kapseln übergehen.

■　Wirkung

Halbsynthetisches Penizillin zur Behandlung von Infektionen mit *penizillinasebildenden und damit penizillinresistenten Staphylokokken.* Wirkungsmechanismus besteht in Hemmung der Zellwandsynthese in der Proliferationsphase der Keime. Bakterizide Wirkung (irreversible Keimschädigung).

202

■　Nebenwirkungen

siehe b. Penizillin.

4.9.2.6.　Binotal (Bayer)
　　　　　Amblosin (Hoechst)

D(—)-α-Amino-benzyl-penicillin
Ampicillin　　　　　　　　　0,5 je Ampulle

D. Erwachsene 4mal 0,5 (≙ 4mal 1 Amp.) tgl. i.m. (bei
schweren Verlaufsformen Steigerung der Dosis bis auf
8,0 tgl.), Kinder 50 mg/kg tgl. i.m., später evtl. auf orale
Medikation übergehen.

■　　　Wirkung

Halbsynthetisches Penizillin mit bakterizider Wirkung
gegen grampositive Kokken, verschiedene Gruppen gramnegativer Stäbchen und gegen mehrere Enterokokken-
stämme.
Breites Wirkungsspektrum, aber nicht penizillinasefest.

■　　　Nebenwirkungen

Wie bei Penizillin.
Gekreuzte allergische Reaktionen mit anderen Penizillinen.
Häufig sensibilisierend. Allergische Exantheme wurden bei
4 bis 10% der Behandelten beobachtet. Anaphylaktische
Reaktionen. Knochenmarksaplasien. Kontaktekzeme des
Personals.

Anabactyl (Beecham Pharma)

α-Carboxybenzylpenicillin-Dinatrium (Carbenicillin)
1,0; 2,0; 5,0 bzw. 10,0 je Injektionsflasche

D. Erwachsene 3mal tgl. 10,0 g i.v. als Kurzinfusion im Verlaufe einer Stunde. Kinder 100 bis 200 mg/kg in 3 Dosen
im Abstand von 8 Stunden.

Beachte: Behandlung ist sehr teuer, nur bei therapie-
resistenten Pseudomonaserregern unter Zu-
grundelegung des Antibiogramms einsetzen!

■ Wirkung

Ähnlich wie Ampicillin, außerdem gegen Pseudomonas-
vertreter. Oral unwirksam, da es nicht säurestabil ist.

■ Nebenwirkungen

Wie bei Penizillin. Sonst geringe Nebenwirkungen.

Refobacin-Ampullen (Merck)

Gentamycin (Antibiotikum aus Mikromonosporaarten).
Gentamycinsulfat 66,7 mg (entspr. 40 mg Gentamycin) in 1 ml
Gentamycinsulfat 16,6 mg (entspr. 10 mg Gentamycin) in 2 ml
Gentamycinsulfat 133,3 mg (entspr. 80 mg Gentamycin) in 2 ml
1 Amp. = 10,40 und 80 mg

D. Erwachsene 2mal tgl. 40 mg (1 Amp.) i.m. oder i.v.
Gesamtdosis von 4,5 g nicht überschreiten! Kinder 2mal
tgl. 0,4 mg/kg i.m. bzw. i.v.

■ Wirkung

G. ist ein Breitbandantibiotikum aus der Aminoglykosid-
bzw. Oligosaccharidgruppe. Das Wirkungsspektrum umfaßt
Pseudomonas aeruginosa, E. coli, B. proteus, Klebsiellen,
Staphylokokken, ist also sowohl gegen grampositive als
auch gegen gramnegative Erreger gerichtet. Es ähnelt dem
des Neomycins, wobei es im Gegensatz zu diesem auch gegen
Pseudomonas aeruginosa und Proteus wirksam ist. Der
Wirkungsmechanismus ist bakteriostatisch bis bakterizid.

■ Nebenwirkungen

Ototoxizität (etwa 1 bis 2,8%), insbesondere sind Vesti-
bularisausfälle bekannt geworden. Liegt zusätzlich eine
eingeschränkte Nierenfunktion vor, ist außerdem mit einer
Beteiligung des kochleären Systems zu rechnen (LEHN-

204

HARDT, 1970). Ursache der Ototoxizität ist vornehmlich eine längere Verweildauer des Mittels und seiner toxischen Spaltprodukte in der Endolymphe als im Blut (Halbwertzeit 15 Stunden gegenüber 1,5 Stunden im Serum; STUPP, RAUCH, LAGLER und BRUNS, 1965, zit. bei LEHNHARDT, 1970). Erste Kochleaschäden treten in der Basalwindung auf (Hochtonverluste). Ebenso muß an degenerative Veränderungen im Bereich der Vestibularis- bzw. Kochleariskerne gedacht werden. Die Ototoxizität ist manchmal reversibel.

4.10.   Herpes zoster oticus

4.10.1.   Allgemeines

■   Definition

Der Herpes zoster (oder Zoster) ist eine durch Bläschenausschlag gekennzeichnete, einseitig auftretende Erkrankung eines von einem Spinalnerven innervierten Hautabschnittes (Dermatom) infolge entzündlicher Vorgänge in dem dazugehörigen Spinalganglion. Beim Zoster oticus sind Ganglion spirale, vestibulare und gegebenenfalls auch Ganglion geniculi betroffen.

■   Ätiologie

Virusinfektion. Im allgemeinen werden Herpes simplex, Varizellen und Zoster zu einer „Herpesgruppe" zusammengefaßt. Das Zostervirus ist mikrobiologisch vom Herpessimplex-Virus abgrenzbar, nicht aber vom Varizellenvirus. Vermutung: Zoster- und Varizellenvirus sind miteinander verwandt oder gar wesensgleich. Im Falle der letzten Annahme werden die unterschiedlichen Erkrankungsformen durch dasselbe Virus mit immunologischen Überlegungen erklärt: Bei Erstinfektion in der Kindheit entsteht das Krankheitsbild der Varizellen, bei Zweitinfektion und partieller Immunität der Zoster.

■ Symptome

Brennende, auch neuralgiforme Schmerzen im Gehörgang,
Störungen des Allgemeinbefindens (Mattigkeit, Abgeschla-
genheit, Gliederschmerzen, leichtes oder auch hohes Fieber),
Bläscheneruptionen an der Ohrmuschel (häufig an der
Konvexität und am Gehörgangseingang), selten an der
Haut des Ohrläppchens und des Warzenfortsatzes. Es
können hinzutreten: Fazialisparese (etwa 60% der Fälle),
Absinken des Hörvermögens mit Ohrensausen (etwa $1/3$ der
Fälle) und verhältnismäßig häufig Reizerscheinungen von
seiten des Vestibularis (Nystagmus, Gleichgewichtsstörun-
gen und Schwindelgefühl (etwa in 60% der Fälle).

■ Diagnose

Kennzeichnend gruppiert stehende, gleichgroße Bläschen
auf gerötetem Grund. Bei entsprechendem klinischen Befund (Schmerzen im Ohr, Hörverminderung, Ohrgeräusche,
Vestibulariserscheinungen, Fazialisparese) forsche man
sorgfältig nach Zostereffloreszenzen, auch im Inneren des
Gehörganges, auf dem Trommelfell (isolierter Zoster am
Trommelfell beobachtet) und selten am weichen Gaumen
und der Zunge. Man erinnere sich ferner, daß es einen
Zoster sine exanthemate bzw. sine herpete gibt. Licht-
mikroskopischer Nachweis der Elementarkörperchen des
Zostervirus nach Giemsafärbung eines Ausstrichpräparates
aus frischem oder höchstens 12 Stunden altem Bläscheninhalt. Meist nicht erforderlich, da das Krankheitsbild typisch ist, häufig auch Bläscheninhalt wegen der Kleinheit
der Effloreszenzen in der Tiefe des Gehörganges (Trommelfell) nicht gewinnbar.

■ Differentialdiagnose

Differentialdiagnostische Schwierigkeiten ergeben sich aus
dem Umstand, daß die Eruptionen sehr klein sein können,
deshalb Verwechslungen mit Otitis media acuta (Myringitis
bullosa), bei starken Vestibularisreizerscheinungen mit
Menière oder gar Labyrinthitis, bei im Vordergrund der
Erkrankung stehender Fazialisparese mit genuiner oder

rheumatischer Parese (irrtümlich durchgeführte Dekompressionen) und bei schlagartigem Erlöschen des Hörvermögens mit Hörsturz.

4.10.2. Therapie

Das Erscheinungsbild des Herpes zoster wird symptomatisch durch lokale und allgemeine Maßnahmen behandelt. Zur Lokaltherapie wird Wundpuder genommen, während zur Allgemeintherapie Gamma-Globulin i. m. und Analgetika geeignet sind. Antibiotika bleiben den sekundären Infektionen der Zostereffloreszenzen vorbehalten.

Glukokortikoide sind in jedem Fall kontraindiziert, da während der Verordnung von Nebennierenrindenhormonen eine Generalisierung des Herpes zoster und Enzephalitiden befürchtet werden müssen, zumal eine Pleozytose im Liquor beim Herpes zoster oticus die Regel ist.

4.10.2.1. Lokalbehandlung mit Wundpudern

Zinkoxid-Tanninpuder

Rp. Zinc. oxydat.
    Acid. tannic.   aa 20,0

D. 1- bis 2mal tgl. auf die veränderten Hautbezirke streuen.

■   Wirkung

Gewebsabdichtender (adstringierender) Effekt, Austrocknung der Bläschen wird gefördert.

Bismutum-subgallicum-Puder

Rp. Bismut subgallic.   5,0
    Lactos.   ad 25,0

D. 1- bis 2mal tgl. auf das erkrankte Hautareal geben.

■　Wirkung

Austrocknender und leicht adstringierender Effekt.

Fissan-Zinkschüttelmixtur (Fissan)

Zinkoxyd 18,0; Glycerin 20,0; Milcheiweiß und Fissan-Kolloid
(voluminöse Kieselsäure) ad 100,0

I OP = 75,0 und 700,0

D. 1- bis 2mal tgl. auf die veränderten Hautbezirke streuen.

■　Wirkung

Austrocknung und Adstringierung mit Depoteffekt.

4.10.2.2.　Beriglobin (Behringwerke)

Immunglobulinfraktion aus menschlichen Mischseren bzw. -plas-
men.
Konservierungsmittel Cialit: 2(Äthylmercurithio)-benzoxazol-
-5-Karbonsäure

Protein	16%
NaCl	0,85%
Cialit	1:10000

1 Amp. = 2 ml bzw. 5 ml

D. 0,2 bis 0,4 ml/kg Körpergewicht tgl. *i.m.*; entspricht
etwa 5 ml Gammaglobulin tgl. i.m.

Beachte:　Es ist streng auf eine intramuskuläre Applikation zu achten, versehentliche intravenöse
Gaben können zur plötzlichen Blutdruck-
senkung, zu Fieber und Bewußtseinsstörungen
führen. Zur intravenösen Verordnung gibt es
von der gleichen Firma eine partiell fermentativ
gespaltene Immunglobulinfraktion (Gamma-
Venin; 5,0 g Eiweiß in 100,0 mg Lösung;
lyophil getrocknet), allerdings ist dieses Medikament wesentlich teurer.

■ Wirkung

Bindung von Herpesviren und deren Toxine durch die
Antikörper der γ-Globulinfraktion.

4.10.2.3. Antineuralgika-Analgetika

Irgapyrin (Thomae/Geigy)

1-Phenyl-2,3-dimethyl-4-dimethylaminopyrazolon-5
3,5-Dioxo-1,2-diphenyl-4-n-butyl-pyrazolidin-Natrium

	Drag.	Amp.
Aminophenazon	0,125	0,45
Phenylbutazon	0,125	0,45 und Zusatz von 30 mg 1% Xylocain je Amp.

I OP = 20 Dragees
1 Amp. = 3 ml

D. 1- bis 2mal tgl. 3 ml i.m. oder 3- bis 6mal tgl. 1 Dragee
per os.

■ Wirkung

Beide Bestandteile ergänzen sich zu einer starken analgetischen, antiphlogistischen und antipyretischen Wirkung.
Dämpfung der Schmerzempfindung am ZNS steht im Vordergrund.

■ Nebenwirkungen

Allergische Hautreaktionen kommen vor. Gelegentlich
zwingen gastrointestinale Reizerscheinungen zum Absetzen der Therapie. Es besteht ferner eine Kumulations-
neigung, die durch Reduzierung der Dosis nach 3 bis 4 Tagen zu berücksichtigen ist. Natrium- und Wasserretentionen
wurden ebenfalls beobachtet.
Längere Gaben erfordern wegen der Möglichkeit der Agranulozytose eine regelmäßige Blutbildkontrolle.
Kontraindikationen: Magen-Darm-Ulzera, chron. Hepa-
titis sowie Herz- oder Niereninsuffizienz.

Cibalgin (CIBA)

s. auch Otitis media acuta.

Allional (Roche)

s. auch Otitis media acuta.

Gelonida (Gödecke)

s. auch Otitis media acuta.

4.11. Tinnitus aurium

4.11.1. Allgemeines

Ohrgeräusche können als Symptom bei fast allen Ohrerkrankungen auftreten. Sie schwinden, wenn es gelingt, die Grundkrankheit zu beseitigen. Verständlicherweise sind Ohrgeräusche, die auf Ursachen im Gehörgang und Mittelohr zurückzuführen sind, relativ leicht zu beheben (Gehörgangsfremdkörper, Otitis externa; Otosklerose, Otitis media acuta, Tuben-Mittelohrkatarrh, Residuen nach Otitis, Otitis media chronica). Schwieriger wird die Therapie von Ohrgeräuschen, wenn sie — wie so häufig — auf der Grundlage von Innenohrkrankheiten oder anderen allgemeinen Krankheiten entstehen (chronisches und akutes Lärmtrauma, Morbus Menière, Labyrinthitis, Arteriosklerose, Hypertonie, Osteochondrose der HWS, Diabetes mellitus, toxische Wirkungen von Chinin, Salizylaten, Streptomyzin, Neomyzin, Kanamyzin, Gentamyzin).
In dieser Gruppe gibt es eine große Zahl zwar ursachenbezogener Therapievorschläge, deren Anwendung jedoch nur zur Verminderung und kaum zum Aufhören dieser Erscheinungen beiträgt. In diesem Zusammenhang sei der abschließende Satz des betreffenden Handbuchabschnittes von HUIZING jr. (1966) zitiert: „Zusätzlich wird man dann noch versuchen, den Patienten so weit zu führen, daß er die Störung durch das Ohrensausen akzeptiert und lernt, mit dieser Erscheinung zu leben."

Die Gefahr der medikamentösen Polypragmasie ist gegeben. Endloses Suchen nach dem vermeintlich richtigen Medikament wird selten zum Erfolg führen. *Bewährt haben sich hauptsächlich gefäßerweiternde Mittel und Gangliople-gika.* Andere gute Erfahrungen nach Gaben von Vitaminen, Hormonen und Heparin dürften zum großen Teil auf suggestiven Effekten beruhen. Man sollte sich aber wirklich überlegen, ob eine so teuere Plazebobehandlung über einen langen Zeitraum hinweg notwendig ist.

Im folgenden werden einige Standardmedikamente angeführt, die für sich allein oder kombiniert mit Sedativa gegeben werden.

4.11.2. Pharmaka

Luminaletten (Bayer, Merck)

Phenobarbital	0,015 je Tabl.

I OP = 30 Tabl.

D. 3mal 1 Tabl.

■   Wirkung

Gesteigerte Erregbarkeit des ZNS normalisiert.

Bellusecal (Seck, Ulm)

Extract. Belladonnae	0,006
Phenobarbital.	0,020
Extr. Secal. cornut.	0,030 je Drag.

I OP = 25 und 50 Dragees

■   Wirkung

Sedative und spasmolytische Wirkung.

Hydergin (Sandoz)

Alkaloid Dihydroergotoxin (enthält zu gleichen Teilen Gemisch aus
Dihydroergokornin, Dihydroergokryptin und Dihydroergokristin)
Dihydroergotoxin. aethansulfonic. 0,1% (1 mg/1 ml = 20 Tr.)
Dihydroergotoxin aethansulfonic. 0,00025 je Sublingual-Tabl.

I OP = 10 und 30 ml
I OP = 20 Tabl.

D. 3mal tgl. 15 bis 30 Tr. per os, allmähliche Steigerung der
Dosis bis auf 3mal 30 Tr., bzw. 3mal 1 Tabl. tgl. *sublingual*,
allmähliche Steigerung der Dosis bis auf 3mal 2 Tabl.

■   Wirkung

Periphere Gefäßerweiterung durch Blockierung der α-Re-
zeptoren in den Gefäßen, außerdem Verminderung des
Gefäßtonus durch zentralen Effekt.

Miltaun (Lederle) (siehe Seite 220)
Librium (Roche) (siehe Seite 220)
Valium 5 „Roche" und Valium 10 „Roche" (Roche)

7-Chlor-1,3-dihydro-l-methyl-5-phenyl-2H-1,4-benzodiazepin-2-on
Diazepam   0,005 bzw. 0,01 je Tabl.
I OP = 20 Tabl.

D. Abends 1 bis 2 Tabl. Valium 5 „Roche" per os

Beachte: Bei Kraftfahrern führt Valium zu einer Einschränkung des Reaktionsvermögens.

■   Wirkung

Sedativ-hypnotisch, fördert das Einschlafen des durch die
Ohrgeräusche abends besonders erregten Patienten.

Der Angriffspunkt ist das limbische System (Hippocampus,
Mandelkerne und Formatio reticularis).

■   Nebenwirkungen

Ataxien, Appetitssteigerung, Schwindelerscheinungen,
Mundtrockenheit, Wirkungsverstärkung von Alkohol, Anal-

getika und Hypnotika, es treten dann sogar Halluzinationen auf. Hyperkinesen, delirante Syndrome.

■   Kontraindikation

Myasthenia gravis pseudoparalytica

Mogadan (Roche)

2,3-Dihydro-7-nitro-5-phenyl-1-H-1,4-benzodiazepin-2-on.

Nitrazepam   0,005 je Tabl.

I OP = 20 Tabl.

D. abends 1 bis 2 Tabl. per os

■   Wirkung

hypnotisch, Aktivierung der sog. REM (rapid-eyes-movements)-Phasen, die einen den physiologischen Bedingungen nahe kommenden Schlafablauf darstellen.

■   Nebenwirkungen

Bei Patienten mit zerebralsklerotischen Symptomen zuweilen Unruhe und Verwirrtheit.

Vesalium (Janssen)

Haloperidol 0,3 mg und Isopropamidjodid 2,0 mg je Drag.

I OP = 30 bzw. 100 Dragees
D. 3mal tgl. 1 Dragee zu den Mahlzeiten.

■   Wirkung

Haloperidol ist ein Butyrophenonderivat mit starker neuroleptischer Wirkung (Herabsetzung der psychischen Reaktivität bei Erhaltung der Wahrnehmungsfähigkeit und des Bewußtseins). Dopaminerge Synapsen im ZNS sind die Angriffspunkte. Eine Dopaminwirkung kann in diesen Bereichen nicht zustande kommen.

Größere praktische Erfahrung über die Wirksamkeit des Mittels bei Tinnitus aurium wurden bisher noch nicht publiziert. Haloperidol hat sich allerdings als Sedativum bei audiometrischen Untersuchungen von Kleinkindern bereits bewährt (PIRSIG, 1971).

Kontraindikation: Prostatahypertrophie, Glaukom.

4.12. Morbus Menière

4.12.1. Allgemeines

■ Definition

Als Morbus Menière bezeichnet man eine einseitige Erkrankung des Innenohres mit einer Trias von Symptomen: Schwindelanfälle mit vestibulärem Nystagmus, Tinnitus und einseitige Schallempfindungsschwerhörigkeit. (Erste Beschreibung durch P. MENIÈRE 1861).

■ Ätiologie

Der M. Menière ist auch heute noch ein Krankheitsbild, dessen Ätiologie und Pathogenese im Innenohr im wesentlichen unklar sind. Wir wissen zwar, daß es sich beim typischen M. Menière um eine Erkrankung mit quo ad vitam günstiger Prognose handelt; genauso gut ist aber bekannt, daß trotz aller therapeutischer Bemühungen quo ad sanationem nicht immer Erfolge aufzuweisen sind. Als Substrat konnte bisher nur ein Hydrops des Endolymphe führenden Hohlraumsystems des häutigen Labyrinths gefunden werden. Anfallsauslösend sei eine Ruptur der überdehnten REISSNERschen Membran im Bereich der Scala vestibuli. Endo- und Perilymphe durchmischen sich plötzlich (SCHUKNECHT, 1962). Der für die Erhaltung des DC-Potentials verantwortliche Konzentrationsunterschied zwischen hohem Kaliumgehalt in der Endolymphe (140—160 mval/l) und niedrigem Kaliumspiegel in der Perilymphe (7 bis 8 mval/l) ist nicht mehr gewährleistet, die Haarzellfunktion dadurch gestört. Das Hörvermögen steigt im allgemeinen erst wieder an, wenn sich nach Verkleben der Rupturstelle die Potentialdifferenz zwischen Peri- und Endolymphe wieder aufgebaut hat.

Die Ursache des Labyrinthhydrops ist noch unbekannt. Hypothetisch wurden neurovegetative, vasale, traumatische und allergische Ursachen schon diskutiert.

■ Symptome

Schwindelanfälle mit vestibulärem Nystagmus, Tinnitus, einseitige Schallempfindungsschwerhörigkeit. Als Prodromi können vor dem Anfall Kopfschmerzen und ein Druckgefühl im Ohr vorhanden sein. Die Hörstörung ist zumindest anfangs fluktuierend; später bleibt die inzwischen als hochgradige Form meßbare Schallempfindungsschwerhörigkeit unverändert. Der Hörverlust betrifft im typischen Fall alle Frequenzen gleichmäßig, es ist also eine pankochleäre Hörstörung feststellbar. Es kommen aber auch Kurvenverläufe vom apikokochleären, mediokochleären oder kochleobasalen Schädigungstyp vor. Im überschwelligen Audiogramm nach FOWLER besteht das Phänomen des Lautheitsausgleiches (Recruitment). Gestörte Tonhöhenempfindung (Diplakusis) im Vergleich zum gesunden Ohr. Diskrepanz zwischen schlechtem Sprachverständnis und besserem Tongehör.

Schwindel: Horizontalnystagmus (grob- bis feinschlägiger Amplitude und schneller bis langsamer Frequenz) im Anfall, später latenter Spontannystagmus oder Lagenystagmus.

Auf thermische Reize ist im anfallsfreien Intervall bei zwei Drittel der Patienten Untererregbarkeit oder auch Unerregbarkeit vorhanden.

■ Diagnose

Sie ist bei sorgfältiger Erhebung der Anamnese nicht schwierig. Der Nachweis von Nystagmus im Anfall sichert in Ver-

bindung mit der eingehenden audiologischen Untersuchung
das Krankheitsbild.

■ Differentialdiagnose

Akustikusneurinom
Beginn mit isolierter, über Jahre hinweg schleichender
Hörverschlechterung, negatives Recruitment. Vestibularis-
befund vielgestaltig, kaum Änderungen unterworfen, wie
beim M. Menière während des Übergangs vom Anfall zum
anfallsfreien Intervall, *Blickrichtungsnystagmus*, starke
Verminderung der thermischen Vestibularisreaktion. Röntgendiagnostik der Felsenbeine! Neurologische und ophthal-
mologische Zusatzuntersuchungen. Liquordiagnostik ergibt
Eiweißvermehrung ohne Zellzahlerhöhung.

Zervikalsyndrom
Provokationsnystagmus wird durch Bewegungen der HWS
ausgelöst.

Akuter Hörverlust
Keine oder nur geringe vestibuläre Symptomatik bei plötzlich einseitiger Ertaubung oder hochgradiger Schwerhörigkeit.

4.12.2. Therapie

Die *Therapie richtet sich rein symptomatisch gegen die Trias
der klinischen Zeichen: Schwindelanfälle, vestibulärer Nystagmus, Tinnitus und einseitige Schallempfindungsschwerhörigkeit*. Während *Vertigo und Tinnitus medikamentös*
einigermaßen gut *behandelt* werden können, verhält sich die
*Schallempfindungsschwerhörigkeit fast immer therapieresi-
stent*. Im Ausnahmefall kommen am Erkrankungsbeginn
gewisse spontane Schwankungen der Hörkurve nach oben
vor, die nicht auf die Wirkung evtl. gleichzeitig verabreich-
ter Präparate zu beziehen sind. Therapeutisch wurden mit

verschiedenen Stoffklassen, wie z. B. Antihistaminika, Vitaminen, Diuretika, Sympathikolytika und Nikotinsäurederivaten mehr oder weniger gute Erfahrungen gemacht. Durch die Entwässerungstherapie stellten BADER u. BECKMANN (1968) nur eine Besserung des Hörvermögens bei 3 von 26 Patienten fest. Sie bevorzugen eine Complamin-Infusionsbehandlung. Während einer 2- bis 4wöchigen klinischen Behandlung werden täglich 4,5 bis 6,0 g Complamin (3-Methyl-oxy-äthylamin)-2-oxypropyl-theophyllinnikotinat) in 500 ml 0,9%iger NaCl-Lösung als 3- bis 4stündige intravenöse Infusion gegeben. Sie beobachteten danach eine Besserung der Hörschwellenkurven um durchschnittlich 10 bis 25 dB an einer Patientengruppe von 29 Patienten. Auch die Anfallshäufigkeit und die Ohrgeräusche sollen vermindert sein. Als Ursache der Therapieerfolge wurden eine verbesserte Hirndurchblutung und eine Beeinflussung von Stoffwechselvorgängen diskutiert.

Es empfiehlt sich, im folgenden zwischen der Behandlung des Menière-Anfalls und der Therapie im anfallsfreien Intervall zu unterscheiden. Dabei werden allein die Pharmaka genannt, die eine gute Wirkung aufweisen bzw. die eine gewisse Bedeutung für die Prophylaxe in der anfallsfreien Zeit haben.

4.12.2.1. Behandlung des Menière-Anfalls

Bettruhe im ruhigen, abgedunkelten Raum

Da infolge ausgeprägten Krankheitsgefühls die Patienten das meist von selbst tun, bedarf es kaum eines solchen Hinweises.

Antiemetika

Atosil (Bayer)

Promethazin hydrochloric.   0,05 je Amp.

D. Im Anfall 50 mg ($\triangleq$ 1 Amp.) i.m.

Wirkungsdauer 6 bis 8 Stunden.

■   Wirkung

Starke antiemetische Wirkung durch Dämpfung der Re-
zeptoren am Chemorezeptorenfeld der Area postrema der
Medulla oblongata. Sedative Wirkung ebenfalls erwünscht.

Haloperidol (Janssen)

Haloperidol 5 mg in 1 Amp. (1 ml); 1 mg in 1 Tabl., 2 mg in 1 ml
(20 Tr.)

I OP = 15 ml bzw. 30 ml
    = 25 Tabl.
    = 5 Amp.

D. im Anfall 1 bis 2 Amp. i.v., später 3mal tgl. 5 Tr. per os.

■   Wirkung

Dämpfung von Chemorezeptoren wie bei Prothazin. Kaum
seditative Nebenwirkungen. Neuroleptikum stark antiemetisch.

Infusionstherapie mit niedermolekularem Dextran
nach BECKMANN, BADER und BERENDES (1970).

Vorgehen: Tägliche Infusion von 10% Rheomacrodex®
(Knoll) ohne NaCl 500 ml. In die Infusionsflüssigkeit wer-
den jeweils 4,5 bis 6,0 (d.i. 1½ bis 2 Ampullen) Complamin®
(Wülfing) gegeben. Vitaminpräparate — wie 1,0 Cebion®
(Merck) und 1 Amp. Neurobion (Vit. B_1-HCl 0,1; Vit. B_6-
HCl 0,1; Vit. B_{12} 1000 μg; Merck) — können gleichzeitig
mit der Infusion verabreicht werden. Behandlungsdauer:
2 bis 4 Wochen.

■   Wirkung

Für Complamin (Xantinol-nicotinat) wird eine gewisse
Verbesserung der Innenohrdurchblutung geltend gemacht,
möglicherweise tritt außerdem eine Erhöhung der O_2-Auf-
nahme, der DPN-Synthese sowie ein antiödematöser Effekt
ein. Nachgewiesen ist, daß Rheomacrodex (10%iges Dextran) die intravasale Erythrozyten-Aggregation und damit

die Blutviskosität herabsetzt sowie die Mikrozirkulation im intrazerebralen Gefäßbereich verbessert. Rh. steigert ferner den Wärmeabtransport im Bulbus venae jugularis.

Schwindelanfälle verschwinden nach einigen Tagen. Mehrere Behandlungsserien sind zuweilen zweckmäßig.

■ Nebenwirkung

Flüchtige Hautrötungen (Flush).

4.12.2.2. Dauertherapie bzw. Therapie im anfalls-freien Intervall

Ronicol (Roche)

β-Pyridylcarbinol   0,025 je Tabl.

I OP = 20 Tabl.

D. 3mal tgl. 1 bis (2) Tabl.

■ Wirkung

Erweiterung der Blutgefäße im Kopf- und Halsbereich, Hirndurchblutung wird allerdings nicht erhöht. Behandlung und deren Erfolg beruhen offenbar nicht auf einem vaskulären Angriffspunkt.

■ Nebenwirkungen

Kaum, gelegentlich Kopfschmerz

Diuretika

Esidrix (CIBA)

Hydrochlorothiazid   0,025 je Tabl.

I OP = 20 Tabl.

D. Jeden 2. Tag morgens 1 Tabl. 2 bis 3 Wochen lang.

Beachte: Darüber hinausgehende, längere Zufuhr erfordert zusätzliche Kaliumgaben, um die vermehrte Kaliumausscheidung auszugleichen. Kalinor-Acid-Brausetabletten (Nordmark). D. 3mal tgl. 1 Tabl. in jeweils ½ Glas Wasser.

■   Wirkung

Saluretikum, Ausschwemmung von Ödemen mit Angriffspunkt in der Niere (Hemmung der Rückresorption von Ionen im proximalen Tubulusabschnitt).

Tranquillantien

Librium 10 (Roche)

7-Chlor-2-methylamino-5-phenyl-3H-1,4-benzodiazepin-4-oxyd-hydrochlorid
Chlordiazepoxid   0,01 je Drág.

I OP = 20 Drag.

D. 3mal tgl. 1 Drag.

■   Wirkung

Tranquilizer, bei psychogener Anfallsauslösung des M. Menière günstiger Effekt: Vermindert Angst- und Spannungszustände, die zur Anfallentstehung beitragen können.

■   Nebenwirkungen

Da Angriffspunkt im limbischen System zu suchen ist, tritt bei Überdosierung eine Ataxie in Erscheinung. Beeinträchtigt Reaktionsvermögen (nicht geeignet für Autofahrer), ruft Müdigkeit hervor, verstärkt Wirkung von Alkohol und Barbituraten.

Miltaunetten (Mack)

2-Methyl-2-n-propyl-1,3-propandioldikarbamat
Meprobamat   0,2 je Tabl.

I OP = 36 Tabl.

D. 3mal 1 (bis 2) Tabl. tgl.

■   Wirkung

Tranquilizer w. o., deutlich schwächer als Librium. Hinzu
kommt noch ein ausgesprochen sedierender Effekt durch
Dämpfung vegetativer Zentren im Hirnstamm.

■   Nebenwirkungen

Allergische Reaktionen, Bronchospasmen, Kopfschmerzen,
Temperaturerhöhung, Beeinträchtigung der Reaktionsfähigkeit, Augenmuskellähmungen.

Hexobion (Merck)
Benadon (Roche)

Pyridoxin
Pyridoxin. hydrochloric.   0,04 je Tabl.

I OP = 20 Tabl.

D. 3mal tgl. 2 Tabl.

■   Wirkung

Noch unklar; guter antiemetischer Effekt bei Reisekrank-
heit kann auch in dieser Indikation ausgenutzt werden.

Stutgeron, Stutgeron forte (Janssen)

Cinnarizin 0,025 je Tabl. bzw. 0,075 je Kapsel (Stutgeron forte)

I OP = 50 Tabl.
     = 20 bzw. 60 Kapseln.

D. 3mal tgl. 1 Tabl., evtl. Dosiserhöhung auf 3mal 1 Kapsel.

■   Wirkung

Antihistamin- und Antiserotomineigenschaften. Zur Dauertherapie des M. Menière wird es bereits jahrelang, z. T. mit
Erfolgen angewendet, ohne daß dessen genauer Wirkungsmechanismus für diese Indikation erforscht ist.

Blockade des Ggl. stellatum

Novocain 1%ig 10 ml (ohne Adrenalinzusatz)

Methode des sog. vorderen Zugangs nach GOINARD:

Rückenlagerung des Patienten (Kopfkissen entfernen und als Rolle unter die Schulter legen). – Markieren des Injektionsortes am vorderen Rand des Sternokleidomastoideus in der Mitte zwischen unterem Schildknorpelrand und oberem Sternumrand. – Nach tiefer Ventilation wird der Patient am Abschluß einer Exspirationsphase aufgefordert, für kurze Zeit während des Einstechens nicht zu atmen. – Am Markierungspunkt Kanüle etwa 4 bis 6 cm senkrecht bis zum Knochenkontakt (Köpfchen der 1. Rippe o. Querfortsatz des 7. Halswirbels) nach unten führen. – Anschließend Kanüle einige Millimeter zurücknehmen und kurz aspirieren. — Danach wird ein Depot von 5 bis 10 ml Novocain (1%) in dieses Gebiet gegeben. — Einige Minuten später treten bei gelungener Blockade des Ganglion ein HORNERscher Symptomenkomplex (Miosis, Ptosis, Enophthalmus) und eine Wärmeempfindung auf der betreffenden Seite auf.

Beachte: Ausführung 1mal tgl. auf der erkrankten Seite, insgesamt etwa 6- bis 10mal.

■   Wirkung

Reflektorisch soll der konstriktorische Einfluß sympathischer Impulse aufgehoben werden. Das Vorhandensein von Sympathikusfasern an den Innenohrgefäßen gilt als gesichert, die Wirkung von Stellatumblockaden ist allerdings noch nicht vollständig geklärt.

Labyrinthanästhesie nach RISTOW (1968)

Transmyringeale Injektion von 0,7 ml 2%iger Pantocainlösung® oder 4%iger Xylocainlösung® durch den hinteren unteren Quadranten in die Paukenhöhle des liegenden Patienten. Zur Verbesserung des Penetrationsvermögens wird die Anästhesieflüssigkeit mit dem Inhalt einer Trockenampulle Kinetin® (150 IE Hyaluronidase) gemischt. Durch die Fenstermembranen tritt eine Anästhetikumdiffusion in das Labyrinth ein. Nach etwa 30 Minuten Schwindel, der zirka 2 bis 3 Stunden anhält.

Bei der überwiegenden Anzahl der Patienten treten schon nach einmaliger Behandlung keine neuen Menièrebeschwerden auf.

Selektive Vestibularisausschaltung durch Ultraschall oder Kryochirurgie/Neurektomie des N. vestibularis im inneren Gehörgang

Chirurgische Methoden der isolierten und bleibenden Vestibularisausscheidung für Kranke, bei denen alle konservativen Maßnahmen erfolglos waren.

4.13. Akuter Hörverlust (Hörsturz)

4.13.1. Allgemeines

■ Definition

Der Hörsturz ist eine ohne äußere erkennbare Ursache plötzlich eintretende einseitige, selten auch beidseitige Taubheit oder an Taubheit grenzende Schwerhörigkeit.

■ Ätiologie

Noch unbekannt. Infektionen sollen eine wichtige ätiologische Rolle spielen. Bei Mumps, Masern und Poliomyelitis kann eine plötzliche Taubheit auftreten. Auf Grund von Titrationsversuchen mit Antikörpern wird eine subklinische Mumpsinfektion oder eine Infektion mit einem dem Mumps verwandten Virus angenommen. Eine vorangegangene Mumpserkrankung in der Jugend schafft keine Immunität. Etwa die Hälfte von 74 Patienten wies eine positive serologische Reaktion für das Mumpsvirus auf (VAN DISHOECK, 1966). Auch die saisongebundene Häufigkeit in den Sommermonaten spricht dafür.

Andere mögliche Faktoren sind die Arteriosklerose, Embolie, Gefäßspasmen durch Störungen des vegetativen Nervensystems („Stress"-Situationen), Blutungen durch Hypotonie, Blutkrankheiten. Prädestiniert sind, wie auch eigene Beobachtungen vermuten lassen, Patienten mit bestimmten Paraproteinosen (Kryoglobilinämie, Verbrennungen, besonders im Zusammenhang mit γ-Globulinverabreichungen).

■   Symptome

Oft dramatisch, plötzlicher Beginn mit Taubheit bzw. hochgradiger Schwerhörigkeit (Hochtonverlust, tritt überwiegend aus anscheinend völliger Gesundheit heraus auf. Andererseits stellen es einige Kranke zufällig beim Telefonieren oder im Bett beim Liegen auf dem gesunden Ohr fest. Manche Patienten sind so wenig beeindruckt, daß der Arzt nicht konsultiert wird. Zuweilen gehen Übelkeit, Kopfschmerzen und Tinnitus voran. Gestörtes Tonhöhenunterscheidungsvermögen (Diplakusis), leichte Schwindelerscheinungen.

■   Diagnose

Sorgfältige Anamneseerhebung und die audiometrische Untersuchung bestätigen den Verdacht.

■   Differentialdiagnose

M. Menière: Schwindelanfälle mit starken vestibulären Reizsymptomen.

Akustikusneurinom: Allmähliche Hörverschlechterung, Blickrichtungsnystagmus, röntgenologisch (STENVERS-

Aufnahme) Erweiterung des Meatus acusticus internus, Parästhesien im Gesicht, Abschwächung des Hornhautreflexes, Fazialisparese, später Ataxie und Gangabweichung

Akustisches Trauma: Chronische Lärmeinwirkung oder Knalltrauma

Intoxikationen: Streptomyzin, Neomyzin, Kanamyzin, Framyzetin, Viomyzin, Cancomyzin, Gentamyzin, Salizylate, Chinin, Kohlenmonoxyd, Blei, Silber, Anilin, Nitrobenzol, Quecksilber.
Schädelverletzungen.

4.13.2.   Therapie

Es gibt zahlreiche, z. T. auch divergierende Angaben über völlig verschiedenartige Pharmaka, deren Anwendung das Krankheitsbild des Hörsturzes günstig beeinflußt haben soll. Hier kann man sich nur mit einer gewissen Zurückhaltung ein Urteil über den Effekt von Medikamenten bilden. Es kommen gar nicht so selten spontane Besserungen des Hörvermögens vor. Nach van Dishoeck (1966) soll das sogar bei etwa der Hälfte der Patienten der Fall sein. Zur *medikamentösen Polypragmasie* darf es aber *nicht* führen. Die größten Erfolge wurden erzielt, wenn die Therapie die beiden wahrscheinlichsten pathogenetischen Faktoren berücksichtigt: einerseits die vaskulär bedingte Innenohrischämie oder andererseits die durch das Mumpsvirus oder ein mumpsverwandtes Virus bedingte Neuritis. *Für den Therapieerfolg ist der Zeitpunkt des Behandlungsbeginns in der Klinik von ausschlaggebender Bedeutung.* Die besten Aussichten bestehen innerhalb der ersten vier Tage, in denen sich bei optimaler Therapie das Hörvermögen von etwa 85% des Krankengutes verbessern kann. Späteres Einsetzen der Therapie zwischen dem 5. und 22. Tag vermindert die Aussichten auf 15% (Neveling, 1967). Deshalb gilt als Grundregel, so früh wie möglich mit der Behandlung zu beginnen und erst später die Diagnostik speziell zum

225

Ausschluß eines Kleinhirnbrückenwinkeltumors abzuschließen.

Folgendes hat sich beim akuten Hörverlust am besten bewährt: *Stellatumblockaden und gefäßerweiternde Pharmaka,* bes. *die Nikotinsäurederivate* (DECHER, 1965; NEVELING, 1967; MATZKER, 1967; STUPP, 1969). In letzter Zeit werden Infusionen von Glukose-Prokain-Nikotinsäuregemischen zur Soforttherapie des Hörsturzes bevorzugt (MATZKER, 1971; OSTERWALD und ERBER, 1973). Die simultane Verordnung von Glukokortikoiden ist nicht kontraindiziert.

SECONDI (1956), BOLOGNES (1960) sowie NUERNBERGK und SEIFERT (1969) und GOTTSTEIN (1969) empfehlen abfallende Heparindosen und schreiben die Therapieerfolge den antikoagulativen, vasoaktiven Eigenschaften von Heparin zu. Die früher empfohlene sofortige chirurgische Behandlung durch Vestibulotomie (Druckentlastung des Innenohrs durch Ablassen von Perilymphe vom ovalen Fenster aus) wird heute weniger angewendet.

Die Complaminbehandlung des Hörsturzes wurde von GANZ (1965) erstmals angegeben. In seinem Therapieschema, das außerdem noch Stellatumblockaden, Vitamin-A-Gaben und Hydergin umfaßt, sind täglich Infusionen von 4,5 bis 6,0 g Complamin® (3-Methyloxyäthylamin)-2-oxypropyl-theophyllin-nikotinat) und später orale Complamingaben vorgesehen. Die günstigen Effekte schreibt er einer verbesserten Sauerstoffaufnahme und einem intensiven Gewebestoffwechsel zu.

MÖRL (1971) publizierte gute Resultate in der Hörsturzbehandlung durch intraarterielle Infusionen von Adenosintriphosphat in die A. carotis communis. Das Verfahren erfordert spezielle apparative Voraussetzungen, seine größeren Erfolge sind gegenüber denen anderer Methoden statistisch noch nicht eindeutig nachgewiesen.

4.13.2.1. Einweisung zur klinischen Behandlung

Die Erkrankung ruft beim überwiegenden Teil der Patienten kein ausgeprägtes Krankheitsgefühl hervor, infolge verspäteter Arztkonsultation verzögert sich manchmal der

Therapiebeginn. Deswegen und aus Gründen der unten aufgeführten weiteren Therapie wird die unverzügliche Aufnahme in die Klinik veranlaßt.

4.13.2.2. Salzarme Kost

Das Einhalten einer salzarmen Diät wird zur Unterstützung der gewünschten Mineralausschwemmung aus den Innenohrräumen empfohlen.

4.13.2.3. Blockade des Ggl. stellatum auf der erkrankten Seite

Ausführung s. bei M. Menière.

4.13.2.4. Infusionstherapie mit Nikotinsäure, Novocain und Glukose

Niconacid Infusionsampullen (Wander)

1,0 Nikotinsäure pro Ampulle

Natr. nicotinic.   1,0 je Amp.

D. 1 Ampulle zusammen mit 20,0 Novocain® 1% zur Therapie (Hoechst) in 400 ml Glukose (20%) zur i.v. Tropfinfusion mit langsamer Tropfenfolge (insgesamt 2 bis 3 Stunden).
Wiederholung tgl., insgesamt 8 bis 10 Tage lang.

■   Wirkung

Erweiterung der Hautgefäße im Kopf- und Halsbereich, Veränderungen der Hirndurchblutung konnten allerdings bei i.v. Injektion von Nikotinsäure nicht gemessen werden. Novocain wirkt zentral erregend.

227

Ronicol retard (Roche)

β-Pyridylkarbinoltartrat 0,375 (entspr. 0,15 β-Pyridylcarbinol) je Drag.

I OP = 20 bzw. 50 Drag.
D. 2- bis 3mal tgl. 1 bis 2 Drag.

■　　　　Wirkung

s. bei M. Menière.

5. Sonstige Erkrankungen

5.1. Fazialisparese

5.1.1. Allgemeines

■ Definition

Das Symptom Fazialisparese ist eine Lähmung der vom
N. facialis innervierten mimischen Gesichtsmuskulatur.
Den HNO-Arzt interessieren diejenigen peripheren Fazialisparesen (FP), die von Läsionen im Bereich des intra- oder
extratemporalen Nervenverlaufs verursacht werden.

■ Ätiologie

Als Anhaltspunkte für die Ätiologie und Differentialdiagnose von intratemporalen FP soll die Häufigkeits-
angabe von 69% ischämischen oder idiopathischen, 15%
traumatischen, 8% otitischen sowie 8% Fazialisparesen
durch Mißbildungen, Tumoren und Herpes zoster oticus
dienen (CAWTHORN – zit. b. MIEHLKE, 1960). Die Lähmungen mit unbekannter Genese werden als idiopathisch bezeichnet; ihre Pathogenese ist umstritten.

■   Symptome

Die Untersuchungsbefunde werden nach der Stadien-
einteilung von BOTMAN und JONGKEES (1955) festgehalten:
Stadium 0: normale Beweglichkeit der mimischen Muskulatur.

Stadium 1: leichte Parese. Normal in Ruhe und beim
Sprechen, gewisse Asymmetrie beim Lachen und Pfeifen,
normaler Augenschluß.

Stadium 2: mäßige Parese. Normal in Ruhe, asymmetrisch
beim Sprechen und Lachen, kein vollständiger Augenschluß.

Stadium 3: schwere Paralyse. Asymmetrie in Ruhe, Dys-
funktion bei der Bewegung.

Stadium 4: totale Paralyse. Kein Muskeltonus, völliger
Verlust der Funktion.

■   Diagnose

Die Diagnosestellung der voll ausgebildeten FP bereitet
wegen der kosmetisch störenden Gesichtsasymmetrie auch
dem weniger Geübten keine Schwierigkeiten. Die Fazialis-
funktion wird in erster Linie subjektiv durch den Unter-
sucher eingeschätzt. Für die Beurteilung des Funktions-
zustandes, insbesondere vor und nach der Dekompression,
sind die Ergebnisse der Elektromyographie sehr wertvoll.

5.1.2.   Therapie

Da je nach Ursache doch erhebliche Unterschiede in der
Behandlungsmethode bestehen, sollen anhand einer Tabelle
der Zeitpunkt und die Art des erforderlichen operativen
Eingriffs näher erläutert werden. Danach werden die medikamentöse und elektrische Übungsbehandlung als konservative Therapie näher erläutert (s. Tab. 3). Die konservative
Behandlung der idiopathischen FP in der Frühphase besteht in einer ödemausschwemmenden, spasmolytischen
und durchblutungsfördernden Therapie. Nach allgemeiner

Tabelle 5: Behandlungsmethoden von Fazialisparesen des intratemporalen Abschnittes

Diagnose	Häufigkeit nach CAWTHORNE	Konservative Behandlung	Operation
1. BELLsche Lähmung (idiopathische, ischämische, „rheumatische" Fazialisparese)	69%	*Primär konservativ* (in Anlehnung an MÜNDNICH und NESSEL, 1973) Glukokortikoide: z. B. Decortin, Hostacortin H, Deltacortril 3 Tage 75—100 mg/die 4 Tage 30—50 mg/die AB Diuretika: z. B. Lasix Sympatholytika: z. B. Hydergin Stellatumblockade am 1., 3., 5., 7. und 9. Tag Vasodilatantien (Complamin, Ronicol) Vitamin-B-Komplex über 2—3 Monate Elektrogymnastik tgl. v. Ende der 2. Woche bis zum Auftreten von spontanen Innervationen am Muskel (tägl. 30 Kontraktionen mit Exponentialstromimpulsen) Massage der mimischen Muskulatur Intentionsübungen vor dem Spiegel	*Sekundär operativ* Dekompression des Nerven über die ganze Länge des FALLOPIOschen Kanals gegebenenfalls bis in den inneren Gehörgang. Zeitpunkt: Richtet sich nach dem Ergebnis des zwischen 3. und 10. Tag täglich durchgeführten Nerv-Excitability-Tests. Wenn die Erregbarkeitsschwelle des gelähmten Nerven bei galvanischer Rechteckimpulsreizung einen um 3,5 mA höheren Wert als auf der gesunden Seite erreicht, muß innerhalb der nächsten 24 Stunden dekomprimiert werden (vgl. Text)

Tabelle (Fortsetzung)

Diagnose	Häufigkeit nach CAWTHORNE	Konservative Behandlung	Operation
2. Otitische Parese	8%		
2.1. bei Otitis media acuta (Frühlähmung, Auftreten d. FP am 1.—4. Tag der Erkrankung)		*Primär konservativ* (Antibiotika, Glukokortikoide)	*Sekundär operativ* (wenn Lähmung über 2—3 Wochen stationär geblieben ist, Mastoidektomie evtl. mit Dekompression nach elektromyographischem Befund)
2.2. bei Otitis media acuta (Spätlähmung, Auftreten d. FP vom 5. Tag nach Erkrankungsbeginn bzw. O.m.a. mit Mastoiditis)		Unterstützend werden Antibiotika und Glukokortikoide verabreicht, ab 2. Woche evtl. physikalische Therapie	*Primär operativ* (Mastoidektomie mit sorgfältiger Eröffnung der perifazialen Zellen, Dekompression nicht erforderlich)
2.3. bei Otitis media chronica (Cholesteatom, chronisch-granulierende Entzündung, Schleimhauteiterung)		Antibiotika und Glukokortikoide unterstützen die operative Therapie, ab 2. Woche evtl. physikalische Therapie	*Primär operativ* (Sanierung des Mittelohres und Freilegung der Arrosionsstelle nach beiden Seiten bis ins Gesunde. Schlitzung der Nervenscheide nur wenn sie in chronischen Entzündungsprozeß einbezogen ist)
3. Intra- und postoperative Fazialisparese			
3.1. Intraoperative (bzw. iatrogene) Fazialisparese		Antibiotika und Glukokortikoide beeinflussen die operativen Maßnahmen günstig.	*Primär operativ* (sofortige Versorgung der Verletzung ist erforderlich, Prüfung der Ursachen der Verletzung und des Läsionsortes. Anwendung der rekonstruktiven Nervenchirurgie;

3.2. Postoperative Fazialisparese	*Primär konservativ* (Im allgemeinen erfolgt spontane Funktionswiederkehr, gegebenenfalls Tamponade entfernen, Antibiotika und Glukokortikoide)	—
4. Traumatische Fazialisparese 15%		
4.1. Sofortlähmung bei Pyramidenquer- und Pyramidenlängsfraktur	—	*Primär operativ* Es erfolgt entweder 1. gezielte Dekompression mit Beseitigung von Blutungen, Ödemen bzw. Knochensplittern oder 2. Nervennaht, falls eine Zerreißung vorliegen sollte. Der Operationszeitpunkt ist vom Allgemeinzustand des Patienten und von den elektrodiagnostischen Befunden abhängig.
4.2. Spätlähmung	*Primär konservativ*	*Sekundär operativ* (Operationstermin richtet sich nach dem Befund des Nerv-Excitability-Tests bzw. des Elektromyogramms)
5. Verschiedene Ursachen 8%		
5.1. Tumoren	—	Operativ nach tumorchirurgischen Richtlinien
5.2. Fehlbildungen	—	Operativ
5.3. Herpes zoster	*Primär konservativ*	—

Ansicht (LATHROP, 1953; MIEHLKE, 1960; ZÜLCH, 1961) sind Verordnungen von Pharmaka mit solchen Wirkungen zweckmäßig. Da es sich in der Frühphase der Fazialisparese um eine Notsituation für den Nerv handelt, in der sich entscheidet, ob es zu einer Restitutio ad integrum oder zu einer Ausheilung nach anatomischer Regeneration mit Durchmischung der Nervenfasern (Massenbewegungen) kommt, muß mit der Therapie rasch begonnen werden. Die Frühphase der Fazialisparese ist eine Notsituation des Nerven, in der sich entscheidet, ob es zu einer Restitutio ad integrum oder zu einer Defektheilung nach anatomischer Regeneration mit Durchmischung der Nervenfasern kommt. Früher bestand eine willkürliche 6—8—12-Wochen-Grenze für das Ende der konservativen Behandlung bzw. die Indikation zur Operation. Blieb bis zu diesem Zeitpunkt die Parese klinisch komplett und traten im Elektromyogramm (EMG) Fibrillationen als Zeichen der Degeneration auf, wurde die operative Fazialisdekompression vorgenommen (MÜNKER, 1971). Die *Aussagefähigkeit* des *Elektromyogramms* ist aber *hinsichtlich der Operationsindikation begrenzt*, da die Denervierungszeichen im EMG frühestens in der 3. Krankheitswoche, für eine gegebenenfalls erforderliche Frühdekompression also zu spät auftreten.

Die *Entscheidung* der so außerordentlich wichtigen Frage, wann bei einer BELLschen oder auch bei einer posttraumatischen Lähmung die konservative Therapie zugunsten der operativen Behandlung abzubrechen ist, soll heute individuell *in der Frühphase der Lähmung* mit Hilfe des *Nerv-Erregbarkeitstests* (Nerve-Excitability-Test) gestellt werden (SCHLIACK, 1968; MÜNKER, 1971; MÜNDNICH und NESSEL, 1973; MIEHLKE, 1973).

Erste Anzeichen der nervalen Degeneration (Axonotmesis) sind damit relativ gut erfaßbar. Dazu ist es notwendig, jede klinisch komplette BELLsche Lähmung zwischen dem 3. und 10. Tag täglich mit diesem Test zu überwachen.

Durchführung des Nerve-Excitability-Tests: Vom 3. Tag nach Erkrankungsbeginn an wird mit monopolarer indirekter Reiztechnik der Nerv über seinem Austrittspunkt am Foramen stylomastoideum bzw. vor und unter dem Tragus gereizt. Es sollen galvanische Rechteckimpulse von etwa 1 bis 25 msec. Dauer zur Anwendung kommen. Auf der gesunden Seite beginnend wird mit Intensitäten von 1 mA an die Reizstärke auf beiden Seiten bestimmt, die zu Zuckungen in allen Verzweigungsgebieten führt. Um eine ungünstige, zur Operation zwingende Prognose handelt es sich, wenn in den Serienuntersuchungen eine zunehmende Schwellendifferenz zwischen beiden Seiten zu registrieren ist. Beträgt die Seitendifferenz der Schwellenreizstärken 3,5 mA und mehr, so ist innerhalb der nächsten 24 Stunden die Dekompression vorzunehmen.

Das EMG wird nur in späten Lähmungsstadien (etwa ab 3. Krankheitswoche) als therapeutische Orientierungshilfe benutzt, wobei das Auftreten von spontaner Aktivität in Gestalt von Fibrillationspotentialen ein typisches Denervierungszeichen ist (CAWTHORNE und WILSON, 1963; JONGKEES, 1965; MIEHLKE, 1965; WIGAND, 1967; SKURCZYNSKI und DEMUS, 1971).

5.1.2.1. Dehydrierungstherapie mit Lasix® oder Mannitolinfusion

Lasix (Hoechst)
4-Chlor-N-(2-furyl-methyl)-5-sulfamoyl-anthranilsäure
Furosemid   0,02 je Amp.

1 Amp. = 2 ml

D. Am 1. Behandlungstag 1 Amp. i. m.

■   Wirkung

Starke ödemausschwemmende Wirkung infolge Hemmung der Rückreseption im proximalen Tubulusabschnitt und dadurch vermehrte Ausscheidung von Natrium-, Chlor- sowie Kaliumionen.

■   Nebenwirkungen

Gering, s. unter Esidrix®. (Bei kurzzeitiger Anwendung keine Nebenwirkungen zu befürchten.)

Osmofundin 10 (Braun, Melsungen)

Mannit 100,0; Na$^+$ 70 mval; Cl$^-$ 45 mval, Acetat 25 mval und
Aqu. ad 1000,0

I OP = 500,0 ml

D. Infusion von 500 ml Osmofundin in einem Zeitraum von
4 Stunden. Auf die tatsächlich einsetzende Diurese ist zu
achten.

■ Wirkung

Erhöhung des osmotischen Druckes in den extrazellulären
Räumen (Entquellung des Nervs soll die Folge sein) und
starke diuresefördernde Wirkung.

Beachte: 1. *Bei Anurie* vorher Testdosis von 60 ml
geben, die Urinmenge muß danach 30 ml/
Stunde übersteigen, sonst kann die Infusion
nicht fortgesetzt werden.
2. Elektrolytspiegel überwachen. Gegebenenfalls Kaliumverluste ausgleichen

■ Kontraindikation

Kardiale Dekompensation

5.1.2.2. Glukokortikoide

Zusammensetzung und Wirkung sowie Kontraindikationen
s. auch bei Larynxödem, Rhinopathia allergica.

D. 1. bis 3. Tag 12 Tabl. Prednisolon per os ($\triangleq$ 60 mg), über
den Tag verteilt, danach tgl. um 5 mg abfallende Dosis,
Ende der Behandlung nach 14 Tagen.

5.1.2.3. Hydergin (Sandoz)

Mutterkornalkaloid Dihydroergotoxin (Dihydroergokornin, Di-
hydroergokristin, Dihydroergokryptin zu gleichen Teilen)
Dihydroergotoxinäthansulfon. 0,0003 je Amp.
Dihydroergotoxinäthansulfon. 0,1% (1 ml/1 mg = 20 Tr.)

I OP = 10 ml bzw. 30 ml.

D. Vom 4. bis 7. Tag 3mal tgl. 1 Amp. i.m., danach für 10 Tage 3mal 30 Tr./tgl. per os.

■ Wirkung

Peripher stark sympathikolytisch, Senkung des Gefäßtonus. *Vorstellung:* Unterbrechung des Circulus vitiosus: angiospastische Hypoxie – Ödem des Nervs – Zunahme der Hypoxie.

5.1.2.4. Esidrix (CIBA)

■ Zusammensetzung und Wirkung
s. auch M. Menière.
Dehydrierung

D. Vom 3. Tag an tgl. 1 Tabl. per os.
Behandlungsdauer (7 bis 10 Tage).

5.1.2.5. Elektrogymnastik (Galvanische Reizung)

Beginn nach Ablauf der 2. Woche, tägliche Ausführung. Muskel soll tgl. etwa 30mal zur Kontraktion gebracht werden.

■ Wirkung

Aufhalten des dem Nervenausfall stets folgenden Muskelschwundes. Die regenerierte Nervenfaser soll einen funktionstüchtigen Muskel vorfinden.

5.1.2.6. Heilgymnastik

Beginn bei Rückkehr der ersten Spontanbewegungen. Der Patient soll vor dem Spiegel üben, um die Bewegung zu

kontrollieren. Evtl. kann die Elektrogymnastik als Unterstützung vor dem Spiegel durchgeführt werden.

5.1.2.7. Dekompression

Die operative Fazialisdekompression wird nach den in der
Tabelle genannten Gesichtspunkten durchgeführt. Dabei
schlitzt man die Nervenscheide im gesamten freigelegten
Gebiet mit Mikroinstrumenten. Der eingeschnürte Nerv
wird dadurch gelöst; die anatomische Regeneration kann
leichter stattfinden.

5.2. Trigeminusneuralgie

5.2.1. Allgemeines

■ Definition

Die Trigeminusneuralgie ist durch das anfallsweise Auftreten von heftigen, reißenden Schmerzen im Verlauf eines
oder mehrerer Äste des sensiblen Versorgungsbereiches des
N. trigeminus charakterisiert. Die Schmerzattacken bevorzugen dabei den Ober- und Unterkieferast des Nervs, während der Augenast ausgesprochen selten betroffen ist.

■ Ätiologie

Überwiegend idiopathisch, d.h. unklar. Die Trigeminusneuralgie kann auch symptomatisch infolge mechanischer
Irritation des Ganglion GASSERI auftreten, wie beispielsweise durch entzündliche Ödeme bei Pyramidenspitzen-
eiterungen, Enzephalomyelitis und Herpes zoster, bei
Kleinhirnbrückenwinkeltumoren und Aneurysmen. Begünstigende Umstände sind Diabetes mellitus, Zahnerkran-
kungen, Nasennebenhöhlenentzündungen, Infektionskrankheiten wie Grippe, Malaria, Lues. Neuralgien des
zweiten Astes wurden postoperativ nach Läsionen im Bereich des Foramen infraorbitale beobachtet.

Die idiopathische Form kommt fast immer erst nach dem 50. Lebensjahr vor. Überwiegend ist die rechte Seite betroffen, nur selten die linke. Das Auftreten der symptomatischen Trigeminusneuralgie weist keinen Zusammenhang mit einem bestimmten Lebensalter auf.

■　　　　Symptome

Blitzartig einsetzender, reißender, nur Sekunden anhaltender und nie die Mittellinie überschreitender Gesichtsschmerz im Verlauf des N. trigeminus. Die Attackenabstände werden im Krankheitsverlauf immer kürzer, bis täglich mehrere Anfallsserien auftreten. Die Patienten werden psychisch zunehmend depressiv, es besteht dann Suizidgefahr. Die Schmerzen können durch Rasieren, Kauen, Gurgeln, Schlucken oder Sprechen ausgelöst werden. Aus Angst vor einem Anfall essen die Kranken immer weniger und nehmen an Gewicht ab.

■　　　　Diagnose

Kennzeichnend sind die Symptome. Die Haut des erkrankten Gebietes ist zuweilen gerötet, es besteht Neigung zur Schweißbildung und zu Tränenfluß. Im anfallsfreien Intervall ist die Haut hyperästhetisch; es besteht Druckempfindlichkeit an den sog. VALLEIXschen Druckpunkten (Foramen supra- bzw. infraorbitale oder Foramen mentale).

■　　　　Differentialdiagnose

Glossopharyngeusneuralgie: Schmerzen am weichen Gaumen und Mesopharynx.
Neuralgie des N. auriculotemporalis: Schmerzen von einem Ohr über den Scheitel zum anderen.

5.2.2.　　Therapie

Die genuine Trigeminusneuralgie wird symptomatisch, nach Versagen der medikamentösen Therapie auf chirurgischem Wege behandelt. Vorher sind andere Ursachen auszuschließen (s. Ätiologie). Voraussetzung für den Therapieerfolg ist außerdem eine genaue neurologische Diagnostik zum Ausschluß einer symptomatischen Trigeminusneuralgie durch mechanische Irritation des Ggl. semilunare.

Der anfallsartig und umschrieben im jeweiligen Versorgungsgebiet auftretende Schmerz wird von Analgetika, Aconitin, Karbamazepin und Neuroleptika günstig beeinflußt. Erst wenn durch eine intensive, z. T. auch stationär durchgeführte Therapie keine wesentliche Besserung eingetreten ist, sind Verödungen durch Alkohol, Exhairese oder neurochirurgisch die retroganglionäre Durchtrennung des N. trigeminus angezeigt.

5.2.2.1. Antineuralgische Mischpräparate

(Cibalgin®, Allional®, Treupel®, Eu-Med®, Thomapyrin N®)

■ Zusammensetzung und Dosierung

s. auch Otitis med. acuta des Erwachsenen.

5.2.2.2. Aconitysat/Bürger (Ysatfabrik)

Alkaloid aus Tubera Aconiti
Ysat aus Tubera Aconiti

1 ml = 0,5 mg Aconitin ≙ 20 Tr.

I OP = 10 ml

D. 3mal 6 bis 8 Tr. per os, *EMD 0,2 mg (= 8 Tr.)*, *TMD 0,6 mg (= 24 Tr.)*

■ Wirkung

Zunächst Erregung sensibler Nervenendigungen, danach Lähmung. Stark wirkendes Gift, dessen Maximaldosen genau eingehalten werden müssen.

240

■ Nebenwirkungen

Überdosierungen führen zu intestinalen Erscheinungen, Parästhesien, Lähmungen, Pupillenerweiterung, später Verengung, Atemlähmung.

5.2.2.3. Tegretal (Geigy/Thomae)

5-Karbamoyl-5H-dibenzo [b, f] azepin
Karbamazepin   0,2 je Tabl.

I OP = 50 Tabl.

D. Langsame Dosissteigerung um je eine viertel Tabl. bis zur Wirksamkeit, maximal 5 Tabl., die anschließend schrittweise Reduzierung auf gerade noch ausreichende Dosis als Dauertherapie.

■ Wirkung

Psychotropes Antiepileptikum, verhindert ebenfalls auftretende Schmerzanfälle bei genuiner Trigeminusneuralgie. Effekt setzt 24 bis 48 Std. nach Therapiebeginn ein. Wirkungsmechanismus noch unklar. Ansprechbarkeit bei 75 % der Patienten.

Beachte: Laufende Blutbildkontrolle, da Leukopenie möglich.

■ Nebenwirkungen

Gute Verträglichkeit. Selten allergische Hautreaktionen, Appetitlosigkeit, Übelkeit, Brechreiz, Kopfschmerzen, Vertigo, Ataxie oder Akkommodationsstörungen (rückbildungsfähig nach Absetzen des Medikaments).
Kontraindikation: Gravidität

5.2.2.4. Zentropil (Nordmark)

Diphenylhydantoin
Phenytoin   0,1 je Tabl.

I OP = 50 bzw. 100 Tabl.

D. Beginn mit 3mal 2 Tabl. per os tgl., reduzieren der Dosis allmählich bis auf 3mal 1 Tbl. tgl.

■   Wirkung

Im Vordergrund steht der antikonvulsive Effekt im ZNS. Erfolge bei der rezidivierenden, essentiellen Trigeminus-neuralgie gelten als gesichert (Wirkungsmechanismus noch unklar).

■   Nebenwirkung

Nicht so selten (etwa 25% der Patienten) entzündliche Erscheinungen am Magen-Darm-Kanal, allergische Exan-theme, Pruritus, als zentrale Symptome Zittern, Fieber, Schwächezustände, Halluzinationen. Hyperplasie der Gingiva.

5.2.2.5.   Cytobion (Merck)

Cyanocobalamin, Vitamin B_{12}
Vitamin B_{12} 1000 μg je Ampulle
I OP = 1 ml

D. Beginn mit 1000 γ = 1 ml tgl. i.m., nach eingetretener Besserung wird die Dosis allmählich auf 2 bis 3 Injektionen wöchentlich reduziert.

■   Wirkung

Rein empirisch erwies sich diese Behandlung als günstig. Wirkungsmechanismus ebenso wie Genese der genuinen Trigeminusneuralgie noch unklar.

5.2.2.6. Kombinationsbehandlung mit Megaphen und Atosil

Megaphen-Dragées (Bayer)

Chem. Bezeichnung und Wirkung s. auch Laryngitis acuta im Kindesalter.

D. siehe unten

Atosil-Dragées (Bayer)

Chem. Bezeichnung und Wirkung s. auch Rhinopathia allergica.

D. Vom Megaphen und Atosil wird zunächst je 3mal 1 Drag. tgl. gegeben ($\hat{=}$ 3mal 25 mg), danach Dosissteigerung auf 3mal 3 Drag. ($\hat{=}$ 3mal 75 mg/die).

5.2.2.7. Verödung durch Alkoholinjektionen

■ Vorgehen

1. Anästhesie der Austrittsöffnung des Trigeminusastes (außer Foramen supraorbitale) mit etwa 5 ml Novocain-Suprarenin® 1%ig.
2. Durch die noch liegende Injektionsnadel Alkohol 96 Vol.-% in einer Menge von etwa 0,4 ml geben.
3. Die Verödung kann bis zu 4mal wiederholt werden.

Beachte: Veröden von V_1 am Foramen supraorbitale wegen der Gefahr der Optikusschädigung unzulässig.

5.2.2.8. Chirurgische Methoden

Exhairese einzelner Äste

■ Vorgehen

In Narkose Austrittsöffnung freilegen. Der Nervenast wird in einer Länge von etwa 1 bis 2 cm herausgezogen, durchtrennt und entfernt.

■　Kontraindikation

Neuralgie von 3 Ästen einer Seite und Doppelseitigkeit.

Retroganglionäre Durchtrennung

Neurochirurgische Methoden.

5.3. Zytostatische Behandlung maligner Tumoren

5.3.1. Endoxan (Asta)

N,N-Bis-(2-chloräthyl)-N′,O-propylenphosphorsäureesterdiamid
Cyclophosphamid 0,1 bzw. Cyclophosphamid 0,2 ⎱ je Trocken-
Natriumchlorid 0,045 bzw. Natriumchlorid 0,09 ⎰ amp.

I OP = 10 Trockenamp.

Cyclophosphamid 0,05 je Drag.
I OP = 50 Drag.

D. Wird entweder per os, i.v. oder i.m. gegeben, kann auch
in den Tumor infiltriert werden.
Man beginnt im allgemeinen mit 100 mg i.v. täglich, nach
drei Tagen wird auf 200 mg tgl. i.v. erhöht. Die Therapie
wird bis zur Remission des Tumors bei einer Gesamtdosis
von 15,0 bis 20,0 g i.v. fortgesetzt, als Dauerbehandlung
50 bis 200 mg per os.

Beachte:　Die laufende Kontrolle der Leukozyten- und
Thrombozytenwerte ist notwendig! Leuko-
zytenwerte auf 2000 bis 3000, Thrombozytenwerte nicht unter 50000 absinken lassen. Es
empfiehlt sich, die Leukozytenzahl wöchentlich zu kontrollieren. Thrombozytenzählungen
können in größeren Abständen durchgeführt
werden.

■   Indikation

Retikulosarkome, Lymphosarkome. Patienten, bei denen
keine operative oder Strahlentherapie durchgeführt werden
kann bzw. Kranke mit Rezidiven nach einer solchen, allein
oder kombiniert durchgeführten Behandlung.
Zur Metastasenverhütung drei Tage vor der Operation und
zwei bis drei Wochen nach der Operation (200 mg/die).
Später setzt man die Behandlung mit kleineren Dosen von
50 mg bis 100 mg tgl. fort.

■   Kontraindikationen

Thrombopenie, Gravidität, Polyzythämie.

■   Wirkung

Die eigentlich wirksame Substanz entsteht im Organismus
durch Spaltung der zyklischen P-NH-Bindung des Cyclo-
phosphamidmoleküls. Die Zellteilungen und das Tumor-
wachstum werden durch Hemmung des Nukleinsäure-
Stoffwechsels verzögert. Gute lokale Verträglichkeit.

■   Nebenwirkungen

Übelkeit, Erbrechen. Störungen der Knochenmarksfunk-
tion (Leukopenie, Thrombozytopenie).
Übelkeit und Erbrechen können durch Gaben von Promazin (Verophen®) und Prednisolon gut beeinflußt werden.

5.3.2.   Kombinierte zytostatische (Fluoro-uracil „Roche") und Strahlenbehandlung

5-Fluorouracil
Fluorouracil-Trockenampullen   0,25 in 1 Ampulle (5 ml)
Fluorouracil   1,0
Glukose 5,4%   ad 1000,0

D. 2mal wöchentlich 12 Stunden lang je eine Infusion mit
1,0 Fluorouracil
Gesamtdosis 10 bis 12 g

8 Stunden später wird am ^{60}Co-Teletherapiegerät nach jeder Infusion mit Herddosis von 500 rad bestrahlt, in der Folgezeit Gesamtdosis von 4500 bis 5000 rad, danach Aufsättigung einer 2. Serie bis 6000 rad.

■   Indikation

Nicht operationsfähige Patienten mit kleinen bis ausgedehnten Tumoren oder Rezidiven mit und ohne regionäre Lymphknotenmetastasen.

■   Kontraindikation

Patienten mit Fernmetastasen, Magenulkus, schweren Leber- und Nierenschäden, Infektionskrankheiten.

■   Wirkung

Hemmung der Thymidinsynthese
DNS kann unter Fluorouracilwirkung wegen Thymidinmangels nicht synthetisiert werden.
Ausnutzung der unterschiedlichen Strahlenempfindlichkeit im Verlauf des Zellteilungszyklus. In der prämitotischen G_2-Phase ist die Zelle gegen Strahlen besonders empfindlich. Die Zellteilungen im Gewebe erfolgen normalerweise nicht synchron, daher ist nur ein Teil der Zellen in der besonders strahlensensiblen Phase. *Durch Fluorouracil* gelingt eine *Synchronisierung der Zellteilung.* Infolge vorübergehender Blockierung der DNS-Phase entwickeln sich die teilungswilligen Zellen zur DNS-Synthesephase (S-Phase) oder verharren in ihr. Dann wird gemeinsam der Zyklus weiter durchlaufen. Während der prämitotischen Phase – G_2-Phase wird bestrahlt.
(Angaben von NITZE, GANZER u. VOSTEEN, 1971; GLUPE, KRAUS und WANNENMACHRE, 1972, sowie von NITZE, 1973).

246

Bleomycin (Mack)

1 Trockenampulle enthält 7 bis 11 mg lyophilisiertes Bleomycin-
sulfat entsprechend einer biologischen Aktivität von 15 mg Bleomycin.

D. 1. Woche tgl.   15 mg Bleomycin in 20 ml
                         5,4%iger Glukose

  2. Woche an 5 Tagen 15 mg Bleomycin in 20 ml
                         5,4%iger Glukose

  3. Woche an 4 Tagen 15 mg Bleomycin in 20 ml
                         5,4%iger Glukose

  4. Woche an 3 Tagen 15 mg Bleomycin in 20 ml
                         5,4%iger Glukose

  5. Woche an 2 Tagen 15 mg Bleomycin in 20 ml
                         5,4%iger Glukose

Th. unbedingt unter klinischen Bedingungen durchführen!

Indikation: Solide Plattenepithelkarzinome der Kopf- und
            Halsregion von Pat., bei denen operative und
            radiologische Therapie versagt haben oder
            nicht angewendet werden können (GANZER,
            NITZE u. RITTER, 1971).

■   Wirkung

Zytostatikum aus Actinomyces von Streptomyces verti-
cellus. Polypeptidkomplex. Angriffspunkt ist Desoxyribo-
nucleinsäure, lockert die Bindung zwischen den beiden
DNS-Helices, ohne die Synthese selbst zu beeinträchtigen.

■   Nebenwirkungen

Übelkeit; generalisierte, schuppende Exantheme; Sklero-
dermie, Pigmentverschiebungen an den Streckseiten der
Arme und auf dem Handrücken, Fingergelenkschwellungen,
Haarausfall. Lungenfibrose (deshalb wöchentlich Thorax-
Röntgenkontrollen!)

5.4. Lokalanästhesie

1. Grundregeln

1.1. Toxizität des Lokalanästhetikums steigt proportional
mit zunehmender Konzentration
mit zunehmender Kopfnähe der Injektion
mit zunehmender Außentemperatur *)

1.2. Lokalanästhetika stets mit gefäßverengenden Zusätzen
(Adrenalin/Noradrenalin) verwenden:
auf 10 ml Procainlösung 1 Tr. Suprarenin®-Stamm-
lösung 1:1000 z. B. Novocain-Suprarenin® 1%, der
Adrenalingehalt beträgt 1:200000
auf 1 ml Pantocainlösung 1 Tropfen der Suprarenin®-
Stammlösung 1:1000
Ausnahme: i.v.-Heilanästhesie, Lumbalanästhesie
Stellatumblockade

1.3. Zur Prämedikation ist das von HAAS (1972) entwickelte
Prämedikationsschema vor jedem Eingriff in Lokal-
anästhesie anzuwenden (Tab. 4):

Alter	Gewicht in kg	Atropin in mg	Dolantin® in mg	Atosil® in mg
		(30—45 Minuten präop. intra-muskulär)		
bis 6 Monate	3,2— 7	0,15		
6—12 Monate	7— 9	0,15		
12—18 Monate	9—11	0,2		
18—24 Monate	11—12	0,2	10	
2— 3 Jahre	12—14	0,25	20	
3— 5 Jahre	14—18	0,3	25	
5— 8 Jahre	18—25	0,3	30	
8—10 Jahre	22—30	0,4	50	
10—12 Jahre	30—36	0,5	50	
12—15 Jahre		0,5	75	25
15—55 Jahre		0,5	♂ 100 / 75	50
55—70 Jahre		0,5	50	25
über 70 Jahre		0,4	25 (20)	25

2. Einzelmaximaldosen von Lokalanästhetika mit Vasokonstriktor (Tab. 5):

Internationale Bezeichnung	Sonstige Bezeichnung	Konzentration	EMD ml	Gramm	Anwendung
Procain	Novocain® (Hoechst)	0,5%	bis 200 ml	1,0	Infiltrationsanästhesie Leitungsanästhesie
		1,0%	bis 40 ml	0,4	
		2,0%	bis 4 ml	0,08	
		4,0%	bis 2 ml	0,08	
Lidocain	Xylocain (Pharma-Stern)	0,5%	bis 100 ml	0,5	Infiltratanästhesie
		1,0%	bis 20 ml	0,2	Leitungsanästhesie
		2,0%	bis 2 ml	0,04	Oberflächenanästhesie
Mepivacain	Scandicain (Woelm)	0,5%	bis 100 ml	0,5	Infiltrationsanästhesie
		1,0%	bis 50 ml	0,5	
Tetracain	Pantocain (Hoechst)	1,0%	bis 2 ml	0,02	Oberflächenanästhesie
		2,0%	bis 1 ml	0,02	

3. Komplikationen

3.1. Anaphylaktische Reaktion auf Lokalanästhetika
Gegenmaßnahmen: Antihistaminika, Solu-Decortin-H®, Kreislaufstützung, Kalziumthiosulfat

3.2. Intoxikation durch Überschreiten der EMD
Zeichen: Anfangsstadium: konvulsive Zuckungen, Zyanose

Endstadium: Bewußtlosigkeit, muskuläre Erschlaffung, Atemstillstand

Gegenmaßnahmen im Anfangsstadium: Valium®, Barbiturate

im Endstadium: Intubation, Sauerstoff, Kreislaufunterstützung

249

3.3. Toxische Wirkung des Adrenalins:

Zeichen sind Blässe, kalter Schweiß, RR-Anstieg, Pulsanstieg, nachfolgender Kreislaufkollaps

Gegenmaßnahmen: Amylnitrit inhalieren, Euphyllin i. v., Sauerstoffzufuhr

*) zu Toxizität 1.1.) Lidokain zweimal toxischer als Prokain, Tetrakain zehnmal toxischer als Prokain.

6.   Literatur

ALEXANDER, M.: Bedeutung und Therapie der Streptokokken-
infektionen. Internist 4 (1963), 457.

ARENTSSCHILD, O. v.: Der Nasenwiderstand bei Eigen- und Fremd-
strommessung. Arch. Ohr.-, Nas.- Kehlk.-Heilk. 187 (1966), 664.

ARSLAN, M., und V. RICCI: Traitement de la papillomatose iuve-
nile laryngic avec application directe d'ultrasons. Rev. Laryng.
(Bordeaux) 37 (1966), 797.

AUBRY, M., J. CAUSSE und R. PAILLER: L'alpha-chymotrypsin en
copho-chirurgie. Ann. Oto-laryng. (Paris) 77 (1960), 269.

BABLIK, L.: Möglichkeiten und Grenzen der antibiotischen Therapie der Ohren-, Nasen- und Halskrankheiten. HNO 6 (1958), 321.

BABLIK, L.: Zur antibiotischen Therapie des Larynxpapilloms.
Mschr. Ohrenheilk. 93 (1959), 306.

BECK, CHL.: Bedeutung der intratubaren Beta-Bestrahlung nach
Thullen für die hörverbessernden Operationen. Arch. Ohr.-,
Nas.- Kehlk.-Heilk. 171 (1957), 131.

BECK, CHL.: Beitrag zur Therapie der Otomykose. Z. Laryng.
Rhinol. 48 (1969), 119.

BECKMANN, G.: Akute und chronische Entzündungen des Kehlkopfes (mit Tuberkulose). In: Hals-Nasen-Ohrenheilk. kurzgef.
Handb. Bd. II,2 BERENDES–LINK–ZÖLLNER Stuttgart 1963.

BECKMANN, G.: Stenosierende Laryngotracheitis im Kindesalter
aus laryngologischer Sicht. HNO 18 (1970), 142.

BECKMANN, G., W. BADER und J. BERENDES: Zur medikamentösen Behandlung des Morbus Menière. HNO 18 (1970), 199.

BEHCET-TEZEL, E.: Cortison-Behandlung bei allergischem Schnupfen. Arch. Ohr.-, Nas.- Kehlk.-Heilk. 167 (1955), 349.

BIESALSKI, P., und K.MARQUART: Zur Behandlung der Rhinitis im frühen Kindesalter. Schweiz. med. Wschr. 89 (1959), 510.

BLAHOVA, O., und J. DRASTIK: Antibiotika in der Therapie der rezidivierenden akuten Mittelohrentzündung bei Kindern in den ersten 2 Lebensjahren. Z. Laryng. Rhinol. 52 (1973), 802.

BLUM, G., und A.L. DE WECK: Pe-Allergie: Häufigkeit, immunologischer Mechanismus und diagnostische Möglichkeiten. Med. Welt (Stuttg.) 17 (1965), 924.

BOS, J.H., und B.W.JONGKEES: Nasentropfen und Flimmerhärchenbewegung im menschlichen Gewebe. Allergie u. Asthma 12 (1966), 36.

BOUCHET, J.M.: Traitement par les tubes transtympaniques des otitis catarrhales. Ann. Oto-laryng. (Paris) 83 (1966), 371.

BRADBURN, J.M.: Multiple papilloma of the larynx. Laryngoscope (St. Louis) 61 (1951), 1105.

BREUNINGER, H.: Über die Verweildauer von Salzlösungen, Ölen, Schleim und Emulsionen auf der Nasenschleimhaut. HNO 6 (1957), 235.

BREUNINGER, H.: Der Einfluß der Löslichkeitsart von Arzneistoffen auf die Resorption durch die menschliche Nasenschleimhaut. Arch. Ohr.-, Nas.- Kehlk. Heilk. 172 (1957), 277.

BREUNINGER, H.: Die lokale Reaktion der menschlichen Nasenschleimhaut auf osmotischen Reiz. Arch. Ohr.-, Nas.- Kehlk.Heilk. 174 (1959), 321.

BREUNINGER, H., und A.N.KAHN: Über die lokale Wirkung von, Vitamin A an der Nasenschleimhaut. HNO 8 (1960), 280.

BREUNINGER, H.: Medikamentöse Therapie der Hals-NasenOhrenkrankheiten. 2.Aufl. Stuttgart 1964.

BREUNINGER, H.: Nasentropfen beim Säugling und Kleinkind. HNO 13 (1965), 125.

BREUNINGER, H.: Untersuchungen zur Pharmakologie der Nasenschleimhaut. Arch. Ohr.-, Nas.- Kehlk.-Heilk. 188 (1967), 211.

BREUNINGER, H., und U.FEINE: Über verschiedenartige Aufnahme radioaktiv markierter Glucose von der Nasenschleimhaut des Menschen bei sauren und alkalischen pH-Werten. Arch. Ohr.-, Nas.- Kehlk.-Heilk. 194 (1969), 440.

BREUNINGER, H., A. HILDMANN und H. HILDMANN: Zur nasalen Anwendung ätherischer Öle im Säuglings- und Kleinkindesalter. Z. Laryng. Rhinol. 49 (1970), 800.

BRUN, J.-P., H. STUPP, F. LAGLER und H. SOUS: Antibiotica-spiegel bei lokaler Applikation verschiedener Antibiotica am Innenohr des Meerschweinchens. Arch. klin. exp. Ohr.-, Nas.- u. Kehlk.-Heilk. **196** (1970), 177.

CAWTHORNE, T., und T. WILSON: Medications for intratemporal facial nerve surgery. Arch. Otolaryng. **78** (1963), 429.

CHEVANC, L., G. TRONCHE und CHIBRET: La thérapeutique naso – sinusienne locale. Rev. Méd. générale Chibret 1960 zit. b. NAUMANN 1964.

COLEMANN, L.: Combination therapy in otitic disorders, a rational triple – prolonged approach. Eye Ear Nose Throat Monthly, Chicago **43** (1964), 54.

COYAS, A.: Alpha-chymotrypsin in otology. J. Laryng. **77** (1963) 1001.

CRONAUER, K. H., und W. DRAF: Zur Indikation und Methodik der sog. transmyringealen Paukendrainage. HNO **20** (1972), 288.

DECHER, H.: Erfahrungen mit der Podophyllintherapie der Kehlkopfpapillome (vergleichende Betrachtung über Fälle, die mit und ohne Podophyllin behandelt wurden). Z. Laryng. Rhinol. **40** (1961), 708.

DECHER, H.: Die Bedeutung vegetativer Einflüsse auf die Behandlung von Ohrenkrankheiten. Dtsch. med. Wschr. **90** (1965), 652.

DECHER, H.: Innenohr und vasculäre Erkrankungen der hinteren Schädelgrube. HNO **17** (1969), 97.

DECHER, H., und L. DAUM: Zur Bakteriologie der chronischen Mittelohreiterung und Frage der Erregerempfindlichkeit auf Antibiotika. Z. Laryng. Rhinol. **52** (1973), 583.

DERLACKI, E.: Medical aspects of the treatment of acute and chronic otitis media. Laryngoscope (St. Louis) **73** (1963), 501.

DISHOECK, H. A. E. VAN, und E. H. MAJER: Allergische Erkrankungen und neurovaskuläre Störungen der Nase und ihrer Nebenhöhlen. In: Hals-Nasen-Ohrenheilkunde. Ein kurzgef. Handbuch BERENDES–LINK–ZÖLLNER Bd. I Stuttgart 1964.

DOLOWITZ, D. A., H. C. HECKER und B. W. KELLER: A concept of otolaryngologic allergy. Arch. Otolaryng. **86** (1967) 568.

DRETTNER, B.: Measurements of the resistance of the maxillary ostium. Acta oto-laryng. (Stockh.) **60** (1965)

DRETTNER, B.: Vortrag auf der XVIII. Gemeinschaftstagung der Medizinisch-wissenschaftlichen Gesellschaft für HNO-Heilkunde an den Universitäten Rostock, Greifswald und der Medizinischen Akademie Magdeburg 28. und 29.4.1967 in Sellin (Rügen).

DRETTNER, B.: Die Ventilation der Nase und der Nebenhöhlen. Z. Laryng. Rhinol. 46 (1967), 159.

ERDMANN, G.: Die Erkrankungen des Rachens und des lymphatischen Rachenringes. In: Handbuch der Kinderheilkunde OPITZ–SCHMID Bd. IX Berlin–Heidelberg–New York 1968.

EY, W., und W. SCHWAB: Die konservative und chirurgische Therapie der Papillomatosis des Kehlkopfes. Fortschr. Med. 76 (1958), 20.

EYRING, H., und T.F. DOUGHERTY: Molecular Mechanism in Inflammation and Stress. Amer. Sci. 43 (1955), 457.

FALK, P., und H. MAURER: Die entzündlichen Erkrankungen des Rachens. In: Hals-, Nasen-, Ohrenheilk. kurzgef. Handb. Bd. II,1 BERENDES–LINK–ZÖLLNER. Stuttgart 1963.

FEDERSPIL, P., G. BOETTE und M. WESTHUES: Erfahrungen mit den Gefäßunterbindungen beim unstillbaren Nasenbluten. Z. Laryng. Rhinol. 49 (1970), 603.

FIELDS, R.: Neomycin ototoxicity. Arch. Otolaryng. 79 (1964), 67.

FLACH, M.: Die Tubenbestrahlung bei gestörter Funktion der EUSTACHIschen Röhre. Dtsch. Ges.wesen 21 (1966), 897.

FLACH, M., B. UHLEMANN, J. KNOTHE und R. STEINERT: Elektrophysiologische Untersuchungen zur Frage einer Innenohrschädigung durch örtliche Anwendung proteolytischer Fermente (α-Chymotrypsin). Arch. Ohr.-, Nas.- Kehlk.-Heilk. 195 (1969), 17.

FLEISCHER, K.: Akute Mittelohrentzündung im Zeitalter der Antibiotika. In: Hals-, Nasen-, Ohrenheilk. kurzgef. Handbuch Bd. III,2 BERENDES–LINK–ZÖLLNER. Stuttgart 1966.

FOX, A.M.: Anaphylactoid shock induced by oral penicillin and resulting in Gerstmann's syndrome. Brit. med. J. 1965 II, 206.

FREIMANN, K., und V. PUCHTA: Die experimentellen und klinischen Erfahrungen mit Naphazolin. Dtsch. Ges. wesen 18 (1963), 2055.

FURUNCHI, I.: External otitis, considered from the standpoint following middle ear surgery. Otolaryngology (Tokio) 37, 1017 to 1026 (1965) ref. Zbl. Hals-, Nas.- u. Ohrenheilk. 96 (1968), 413.

GANZ, H.: Komplikationen der akuten Mittelohrentzündung im Antibiotica-Zeitalter. HNO 15 (1967), 174.

GANZER, U., H.-R. NITZE und R. RITTER: Erste Erfahrungen mit dem neuen Cytostaticum Bleomycin. HNO 19 (1971), 115.

GLUPE, J., H. KRAUS und E. WANNENMACHER: Erfahrungen mit der kombinierten cytostatischen und Strahlenbehandlung unter Nutzung des Synchronisationseffektes bei Geschwülsten im Kopf- und Halsbereich. HNO 20 (1972), 18–21.

GOTTSTEIN, U.: Therapie der zerebralen Zirkulationsstörungen. Dtsch. med. Wschr. 93 (1968), 1815.

GOTTSTEIN, U.: Zur Pathogenese und Therapie der cerebralen Zirkulationsstörungen, insbesondere der hinteren Schädelgrube. HNO 17 (1969), 229.

GREEN, E. J.: Papillomatosis of the larynx treated with aureomycin. Med. J. Aust. 1 (1953), 627.

GREENBLATT, J.: Hypersensitivity to privine. J. Pediat. 31 (1947), 355.

GREENWOOD, G. J.: Neomycin ototoxicity. Arch. Otolaryng. 69 (1959), 390.

GSELL, O.: Nebenwirkungen der Antibiotika. Wien. klin. Wschr. 77 (1965), 553.

GÜNNEL, F.: Haben die modernen otochirurgischen Operationsverfahren in der Behandlung der chronischen Otitis mit zentraler Perforation eine Veränderung herbeigeführt? HNO 5 (1955), 129.

GÜNNEL, F.: Die operative Behandlung der chronischen Schleimhauteiterung. Wiss. Z. Martin-Luther-Univ. Halle–Wittenberg, Math.-Naturwiss. Reihe 5 (1956), 1015.

GÜNNEL, F.: Über den Abbau der Gehörknöchelchenkette bei entzündlichen Vorgängen im Mittelohr. Arch. Ohr.-, Nas.- Kehlk.-heilk. 173 (1958), 337.

GÜNNEL, F.: Ohrerkrankungen im Kindesalter. In: Handbuch der Kinderheilkunde OPITZ–SCHMID Bd. IX Berlin–Heidelberg–New York 1968.

GULICK, W. L., und W. C. PATTERSON: The effects of chloramphenicol upon the electrical activity of the ear. II. Long term data. Ann. Otol. (St. Louis) 73 (1964), 204.

HAAS, E.: Grenzen und Möglichkeiten der Lokalanaesthesie im Hals-Nasen-Ohren-Bereich. HNO 20 (1972), 129.

DE HAAS, W.: Über lokale Blutstillung nach Tonsillektomie durch Fixieren eines Tupfers nach der „Einfaden-Schlingen-Methode". Z. Laryng. Rhinol. 45 (1966), 188.

HABERMANN, G.: Stimmkrankheiten der Sänger. HNO 19 (1971), 129–137.

255

HAGER, A.: Erfahrungen über die Behandlung der Ozaena mit Hydergin. Z. Laryng. Rhinol. **35** (1956), 465.

HAHN, N.: Untersuchungen über die Wirkung des Präparates 2-(1,2,3,4-Tetrahydro-1-naphthylamino)-2-imidazolin-hydrochlorid auf die Nasenschleimhaut. Arzneimittel-Forsch. **12** (1962), 975.

HAINSWORTH, W. C.: Amer. J. Dis. Child. **75** (1948), 76 zit. b. FREIMANN und PUCHTA.

HAJEK, M.: Pathologie und Therapie der entzündlichen Erkrankungen der Nebenhöhlen der Nase. Leipzig und Wien 1915.

HALPERN, E., und M. HELLER: Ototoxicity of orally administered neomycin. Arch. Otolaryng. **73** (1961), 675.

HARA, J. H.: Intracranial complications of otitic origin. Part I: Rol of the antibiotics on acute and chronic aural disorders. Part II: Observations on children under two years of age among 50 000 autopsies at the Los Angeles County Hospital. Laryngoscope (St. Louis) **66** (1956), 1049.

HEERMANN, H.: Status epilepticus nach örtlicher Penicillinanwendung im Ohr bei freiliegender Dura. HNO **13** (1965), 349.

HEIDELBACH, J.-G.: Die Otitis media acuta in der heutigen Zeit. Z. ärztl. Fortbild. **61** (1967), 803.

HEILMEYER, W., und A. M. WALTER: Antibiotikafibel 3. Aufl. Stuttgart 1969.

HLAVACEK, und ZD. LOJDA: Mast Cells in the mucous membrane of the upper respiratory tract during normal and pathological states. Acta oto-laryng. (Stockh.) **56** (1964), 182.

HOLINGER, P. H., K. C. JOHNSTON, G. H. CONNER, B. R. CONNER und J. HOLPER: Studies of papilloma of the larynx. Ann. Otol. (St. Louis) **71** (1962), 443.

HOLINGER, P. H., J. A. SCHILD und D. G. MAURIZI: Laryngeal papilloma; review of etiology and therapie. Laryngoscope (St. Louis) **78** (1968), 1462.

HOLINGER, P. H., K. C. JOHNSTON und G. C. ANISON: Papilloma of the larynx. Ann. otol. (St. Louis) **59** (1950), 547.

HUIZING jr., E. H.: Ohrensausen. In: Hals-Nasen-Ohrenheilkunde. Ein kurzgef. Handbuch BERENDES–LINK–ZÖLLNER Bd. III/3. Stuttgart, 1966.

IWASAWA, T.: Treatment of acute and chronic otitis media by means of terracortril ear drops. Otolaryngology (Tokio) **37** (1965), 1117 ref. Zbl. **96** (1968), 425.

JAKOBI, H.: Die Therapie der Larynxpapillome. Arch. Ohr.-, Nas.- Kehlk.-Heilk. **165** (1954), 457.

JAKOBI, H.: Zur Podophyllinbehandlung der Larynxpapillome. HNO 5 (1956), 361.

JAKOBI, H.: Neue medikamentöse Papillombehandlungen. Wiss. Z. Friedrich-Schiller-Univ. Jena, Math.-Naturwiss. Reihe 12 (1963), 153.

JAKOBI, H.: Ozaena. In: Hals-Nasen-Ohrenheilkunde. Ein kurzgef. Handbuch BERENDES–LINK–ZÖLLNER Bd. I Stuttgart, 1964.

JATHO, K.: Zur Klinik und Therapie der fibrinös-hämorrhagischen Tracheo-Bronchitis. HNO 18 (1970), 152.

JONGKEES, L. B. W.: Über die intratemporalen Facialislähmungen und ihre chirurgische Behandlung. Z. Laryng. Rhinol. 40 (1961), 319.

JONGKEES, L. B. W.: Bell's palsy: A surgical emergency? Arch. Otolaryng. 81 (1965), 497.

KESSLER, L.: Die Bakterienflora der Nasenhaupt- und Nasennebenhöhlen bei chronischen Sinuitiden und ihre Beziehung zueinander. HNO 16 (1968), 35.

KINDLER, W.: Zur Ätiologie und Therapie des Nasenblutens. Dtsch. med. J. 7 (1956), 339.

KINDLER, W.: Nasenbluten. In: Hals-, Nasen-, Ohrenheilk. Kurzgef. Handb. Bd. I BERENDES–LINK–ZÖLLNER Stuttgart 1964.

KINDLER, W.: Vom Sinn und Widersinn der Anwendung von Ohrentropfen als Therapeutikum. Dtsch. med. Wschr. 91 (1966), 1416.

KLEY, W.: Probleme der Tympanoplastik: Resorption der Schwammtamponade; die lokale Anwendung von Medikamenten in der Paukenhöhle. Z. Laryng. Rhinol. 34 (1955), 271.

KOHONEN, A.: Effect of some ototoxic drugs upon the pattern and innervation of cochlear sensory cells in the guinea pig. Acta oto-laryng. suppl. 208 (1965).

KOSEL, D., und H. WALTHER: Erhebungen zur ambulanten Penicillintherapie. 9. Jahrestagung der Pharmakologischen Gesellschaft der DDR in Dresden 1967 (Vortrag).

KOSSOWSKI, S., J. GIELDANOWSKI und Z. ZIEMSKI: Investigations on the toxic action of kanamycin and neomycin on cortis apparatus in experimental animals. Otolaryng. pol. 17 (1963), 15, ref. Zbl. Hals-, Nas.- u. Ohrenheilk. 78 (1963), 209.

KLOS, J., I. BENDA und L. KOPECKIJ: Utilization of contra-lateral rhinomanometry for examination of nasal potency of children. Čs. Pediat. 17 (1962), 412.

257

KRAHL, P.: Oto-rhino-laryngologische Aspekte der physikalischen Therapie. HNO 21 (1973), 277.

KUŚCHINSKY, G.: Taschenbuch der modernen Arzneibehandlung. Stuttgart 1966.

LANGE, R.: Therapeutischer Erfahrungsbericht zu allergischen Erkrankungen des oberen Respirationstraktes. HNO 18 (1970), 302.

LAUGLEN, G. P.: Amer. J. Path. 1 (1925), 497. zit. bei BREUNINGER 1965.

LEEGARD, T.: Pseudocroup. Acta oto-laryng. (Stockh.) Suppl. 158 (1960), 11.

LEGLER, U.: Intoxikationen durch Nasentropfen im Säuglings- und Kleinkindesalter. Dtsch. med. Wschr. 84 (1959), 69.

LEGLER, U.: Die Erkrankungen der Nase und ihrer Nebenhöhlen im Kindesalter. In: Handbuch der Kinderheilkunde OPITZ–SCHMID Bd. IX Berlin–Heidelberg–New York 1968.

LEHNHARDT, E.: Zur Ototoxicität der Antibiotika. HNO 18 (1970), 97.

LEICHER, H.: Die Grippe-Tracheo-Bronchitis und ihre Behandlung. Z. Hals-, Nas.- und Ohrenheilk. 47 (1941), 111.

LEICHER, H.: Ganglion stellatum- und Sympathikus-Blockaden in der Hals-Nasen-Ohrenheilkunde. Z. Laryng. Rhinol. 49 (1970), 703.

LEICHER, H.: Zur Pathogenese, Symptomatologie und Therapie der Sinubronchitis. Z. Laryng. Rhinol. 151 (1972), 719.

LEOPOLD, H. C., F. J. GILDAY und R. R. SPARKS: Effect of intranasal dexamethasone on skin. Ann. Allergy 26 (1968), 248.

LICHTENSTEIN, L. M., P. S. NORMAN und W. L. WINKENWERDER: Antibody response in ragweed extract. J. Allergy 41 (1968), 49.

LIEBRICH und RENOVANZ: Zur Prüfung der Rhinologika in Doppelblindtechnik. Arzneimittel-Forsch. 12 (1962), 979.

LINK, R.: Gestaltwandel klassischer Krankheitsbilder im Hals-Nasen-Ohrengebiet durch Antibiotica und Chemotherapie. Arch. Ohr.-, Nas.- Kehlk.-Heilk. 178 (1961), 193.

LINKE, H.: Koagulopathien als Blutungsursachen. HNO 14 (1966), 55.

LOEWE, G.: Pollenallergie. Dtsch. Ges.wesen 28 (1973), 2449.

LORBER, L.: Untersuchungen über die Fremdkörperwirkung von Antibiotica und Sulfonamiden nach Applikation in die Mund- und Kieferhöhle. HNO 16 (1968), 281.

LOTZ, P., und D. MÜLLER: Enzymtherapie mit α-Chymotrypsin bei entzündlichen Erkrankungen der Kieferhöhle. Symposion: Die morphologische und funktionelle Pathologie der oberen

Luftwege und Speicheldrüsen 3.–5.10.70 Ostseeband Zinnowitz/ Usedom.

MacLachlan, W.: Clinical study of alum precipitated extract of ragweed rhinitis. Arch. Otolaryng. **90** (1969), 131.

Majer, E. H.: Der Einfluß der Cortisontherapie auf die hyperplastisch-polypösen Schleimhäute im histologischen Bild. Arch. Ohr.-, Nas.- Kehlk.-Heilk. **173** (1958), 182.

Majer, E. H.: Morphologische Veränderungen und therapeutische Möglichkeiten bei der vasomotorisch-allergischen Rhinopathie. HNO **17** (1969), 161.

Major, V.: Ein Fall von Kehlkopfpapillom kompliziert mit Laryngotracheobronchitis. Fül-Orr-Gégegyog. **4** (1968), 184.

Masing, H.: Vortrag auf der XVIII. Gemeinschaftstagung der Medizinisch-wissenschaftlichen Gesellschaft für HNO-Heilkunde an den Universitäten Rostock, Greifswald und der Medizinischen Akademie Magdeburg 28. u. 29.4.1967 in Sellin (Rügen).

Masing, H.: Diskussionsbemerkung in Arch. Ohr.-, Nas.- Kehlk.-Heilk. **191** (1968), 694.

Masing, H., und H. Kaess: Die Tracheotomie im Kindesalter an Hand des Krankengutes der Heidelberger Kliniken 1945–1954. Z. Laryng. Rhinol. **35** (1956), 425.

Matsuzaki, T.: A new treatment for chronic adhaesive otitis media. Otolaryngology (Tokio) **37** (1965), 719.

Matzker, J.: Gutartige Tumoren des Kehlkopfes. In: Hals-, Nasen-, Ohrenheilk. kurzgef. Handb. Bd. II, 2 Berendes–Link–Zöllner Stuttgart 1963.

Matzker, J.: Buchbesprechung. Z. Laryng. Rhinol. **50** (1971), 79.

Messek, H.: Die Wirkung verschiedener Vasoconstriktoria auf einige Qualitäten der Nasenschleimhaut. Mschr. Ohrenheilk. **96** (1962), 294.

Meessen, H., und H. Schulz: Elektronenmikroskopischer Nachweis des Virus am Kehlkopfpapillom des Menschen. Klin. Wschr. **35** (1957), 771.

Meinecke, V.: Sinusitis maxillaris, Erregernachweis und Probleme der konservativen Drainage-Behandlung. HNO **19** (1971), 270.

Messerklinger, W.: Die Schleimhaut der oberen Luftwege im Blickfeld neuerer Forschung. Arch. Ohr.-, Nas.- Kehlk.-Heilk. **173** (1958), 1.

Miehlke, A.: Fazialislähmung. In- Hals-Nasen-Ohrenheilk. kurzgef. Handb. Bd. III Berendes–Link–Zöllner Stuttgart 1965.

MIEHLKE, A.: Der dringliche Fall in der Facialischirurgie. Z. Laryng. Rhinol. 52 (1973), 349.

MILLARD, J.: Beobachtungen zur Anwendung von Dexa-Rhinospray® bei der Rhinitis vasomotorica. HNO 13 (1965), 341.

MORROW, R. C.: Complications of mastoiditis in the antibiotic era. Ann. otol. 67 (1958), 41.

MOSER, F.: Unspezifische Entzündungen des äußeren Ohres. In: Hals-Nasen-Ohrenheilkunde. Ein kurzgef. Handbuch BERENDES LINK-ZÖLLNER Bd. III, 2, Stuttgart 1966.

MOUNIER-KUHN, P., u. Mitarb.: Laryngo-tracheo-bronchite suffocante. J. franc. Oto-rhino-laryng. 6 (1957), 145 zit. b. BECKMANN (1963).

MÜLLER, D.: Die Enzym-Therapie mit Alpha-Chymotrypsin bei entzündlichen Erkrankungen der Kieferhöhle. HNO 18 (1970), 272.

MÜNDNICH, K.: Die Behandlung des Nasenblutens. Therapiewoche 8 (1957/1958), H. 4.

MÜNDNICH, K., und E. NESSEL: Die Beurteilung der idiopathischen und posttraumatischen Facialislähmung in der HNO-Praxis: Objektive Grundlagen für die Operationsindikation. HNO 21 (1973), 12.

MÜNKER, G.: Zur Indikation der operativen Dekompression des Nervus facialis. Z. Laryng. Rhinol. 50 (1971), 744.

MÜNKER, G.: Beitrag zur Instillationsbehandlung von eitrigen Kieferhöhlenentzündungen. HNO 20 (1972), 346.

NAUMANN, H. H.: Die lokale medikamentöse Behandlung in der Nase. In: Der Schnupfen v. EIGLER–FINDEISEN Leipzig 1959.

NAUMANN, H. H.: Die Mikrozirkulation in der Nasenschleimhaut. Stuttgart 1961.

NAUMANN, H. H.: Konservative Behandlung der Nase und ihrer Nebenhöhlen. In: Hals-Nasen-Ohrenheilk. Ein kurzgef. Handbuch BERENDES–LINK–ZÖLLNER Stuttgart 1964.

NAUMANN, H. H., und M. MÜNZEL: Resorptionsmessungen an der Nasenschleimhaut des Kaninchens. Arch. Ohr.-, Nas.- Kehlk.-Heilk. 191 (1968) 665.

NAUMANN, H. H., W. H. NAUMANN, M. MÜNZEL und K. OEFF: Zur Problematik der Resorptionsmessung an der Nasenschleimhaut. Acta otolaryng. (Stockh.) 67 (1969), 122.

NAUMANN, W. H., und M. MÜNZEL: Zur Isotopentechnik bei Resorptionsversuchen an der Nasenschleimhaut. Arch. Ohr.-, Nas.- Kehlk.-Heilk. 194 (1969), 443.

NEVELING, R.: Die akute Ertaubung. Köln 1967.

NITZE, H.R., und G.ROSEMANN: Die Beeinflussung des Zellteilungsrhythmus bei menschlichen Tumoren. Arch. klin. exp. Ohr.-, Nas.- u. Kehlk.-Heilk. 193 (1969), 101.

NITZE, H. R.: Die synchronisierte Strahlentherapie maligner Tumoren. Theoretische Grundlagen und klinische Ergebnisse. HNO 21 (1973), 201.

NOVOTNY, O.: Zum Problem der Behandlung von akuter Otitis und Mastoiditis. Mschr. Ohrenheilk. 102 (1968), 460.

NUERNBERGK, N., und CHR. SEIFERT: Die Therapie des akuten Hörverlustes mit Heparin oder Nicodan. HNO 17 (1969), 343.

ODA, M.: An experience in the use of oxytetracyclinehydrocortisone external solution. Otolaryngology (Tokio) 37 (1965), 891.

OELSSNER, W., S.T.MEYER und K.S.FUNK: Bericht über die klinisch-therapeutische Prüfung des neuen Langzeit-Sulfonilamids Sulfaclomid bei akut bakteriellen Infektionen. Dtsch. Ges. wesen 24 (1969), 2113.

OMBREDANNE, M., und H.MOULONGUET: Essai de Corticotherapie dans les laryngitis. Ann. Oto-laryng. (Paris) 75 (1958), 814. zit. bei BECKMANN 1963.

OSTERWALD, L.: Über die Wirksamkeit schleimhautabschwellender Nasentropfen. HNO 14 (1966), 39.

OSTERWALD, L., und W. ERBER: Die Sofortbehandlung des akuten Hörsturzes. Z. Laryng. Rhinol. 52 (1973), 180.

PADRNOS, E.: A method for control of posterior nasal hemorrhage. Arch. Otolaryng. 87 (1968), 181.

PATTERSON, W.C., und W.L.GULICK: The effects of chloramphenicol upon the electrical activity of the ear. Ann. Otol. (St. Louis) 72 (1963), 55.

PINKERTON, H.: Amer. Dis. child. 33 (1927), 259. zit. bei BREUNINGER 1965.

PINSKER, O.T., und G.O.PROUD: Studies on the etiology of papilloma of the larynx. Arch. Otolaryng. 67 (1958), 268.

PIRSIG, W.: Die Verwendbarkeit von Dehydrobenzperidol als Sedativum bei audiometrischen Untersuchungen. HNO 19 (1971), 89.

PREIBISCH-EFFENBERGER, R.: Endolaryngeale Ultraschallanwendung als neue Behandlungsmethode juveniler Kehlkopfpapillome. Arch. Ohr.-, Nas.- Kehlk.-Heilk. 186 (1966), 146.

PREIBISCH-EFFENBERGER, R.: Ultraschalltherapie der kindlichen Kehlkopfpapillome. Mschr. Ohrenheilk. 100 (1966), 534.

PREIBISCH-EFFENBERGER, R.: Die endolaryngeale Ultraschalltherapie bei juvenilen Kehlkopfpapillomen und deren bisherige Ergebnisse. HNO im Druck.

PROETZ, A.: The displacement method. Annals Publishing St. Louis (1946) zit. bei NAUMANN 1959.

PROTT, W.: Zur Diagnostik der Mastoiditis nach antibiotischer Vorbehandlung. HNO 20 (1972), 241.

PUSKAS, F., L. MODIS, I. JAKABFI und D. KOSA: Histologische und histochemische Untersuchungen bei allergischer Rhinitis. Z. Laryng. Rhinol. 48 (1969), 188.

RACZ. K.. D. KOSA und L. GEDER: Beitrag zum Problem der Staphylokokken-Otitis des Säuglings- und Kindesalters. Mschr. Ohrenheilk. 96 (1962). 145.

REE. J. H. L.. und H. H. E. VAN DISHOECK: Some investigations on nasal ciliary activity. Pract. oto-rhino-laryng. 24 (1962), 383.

REMPT, E.: Allergische Erkrankungen im HNO-Bereich — Erfahrungsbericht aus einer Allergiesprechstunde. HNO 18 (1970), 68.

RIBARI, O.: Die Reserpin-Behandlung der Ozaena. Mschr. Ohrenheilk. 94 (1960). 40.

RISTOW, W.: Disk.bemerkung. Arch. klin. exp. Ohr.-, Nas.- u. Kehlk.-Heilk. 202 (2) (1972), 620.

RISTOW, W.: Zur Behandlung der Menière-Krankheit mittels temporärer Labyrinthanästhesie. Z. Laryng. Rhinol. 47 (1968), 442.

RÜDIGER, W.: Die Behandlung der behinderten Nasenatmung mit abschwellenden Nasentropfen. Med. Klin. 58 (1963), 1489.

RUEDI, L., K. GRAF und B. TSCHIRREN: Vorläufige Mitteilung über die toxische Wirkung von Neomycin auf das Gehörorgan des Meerschweinchens. Schweiz. med. Wschr. 83 (1953), 951.

RUDERT, H., und G. BOETTE: Die Therapie der Ohrmuschelperichondritis. HNO 15 (1967) ,245.

SABOCZYNSKI, A.: Antibiotics in the treatment of laryngeal papillomas in children. Otolaryng. pol. 12 (1958), 139.

SAUER, H., G. BENSING und K. W. HOMMERICH: Zur Behandlung der Rhinopathia vasomotorica. Arch. klin. exp. Ohr.-, Nas.- u. Kehlk.-Heilk. 202 (2) (1972), 616.

SCHAAL, K.: Richtlinien zur Bekämpfung penicillinresistenter Erreger aus dem Hals-Nasen-Ohren-Raum. HNO 18 (1970), 105.

SCHÄTZLE, W.: Diskussionsbemerkung. Symposion: Die morphologische und funktionelle Pathologie der oberen Luftwege und Speicheldrüsen. 3.–5.10.69 Ostseebad Zinnowitz/Usedom.

SCHMIDT, M. R.: Acute suppurative otitis media in children treated with Dipenicillin, sodium penicillin, penicillin orally, Terramycin intramuscularly or Aureomycin. Acta otolaryng. 140 (1958), 221.

SCHLÄPPI, P.: Zur Therapie des kindlichen Larynxpapilloms. Pract. oto-rhino-laryng. (Basel) **28** (1966), 372.

SCHLIACK, H.: Probleme der operativen Dekompression bei der idiopathischen Facialis-Lähmung. Dtsch. med. J. **19** (1968), 310.

SCHÖLER, W.: Zur unspezifischen Behandlung der vasomotorischen Rhinopathie. Z. Laryng. Rhinol. **47** (1968), 687.

SCHREIBER, U.: Vasomotorische Rhinitis als Nebenwirkung hormonaler Kontrazeption. HNO **21** (1973), 180.

SCHRÖDER, K.: Soll die akute Mittelohrentzündung antibiotisch behandelt werden? Z. Laryng. Rhinol. **39** (1960), 1.

SCHRÖDER, K., und E.TEUBNER: Die antibiotisch behandelte akute Otitis media. HNO **12** (1964), 267.

SCHUBERT, K.: Zur akuten fibrinösen Laryngo-Tracheo-Bronchitis. HNO **5** (1955), 161.

SCHUERMANN, H.: Krankheiten der Mundschleimhaut und der Lippen. München und Berlin. (1955)

SCHWARTZ, E., und E.LEVIN: Treatment of allergic disorders with parenteral Betamethason. Annual Meeting of the American Academy of Allergy Febr. 1964 San Francisco, Calif.

SEMERAK, A.: Eine exakte Labormethode zur Untersuchung der Nasendurchgängigkeit. Z. Laryng. Rhinol. **37** (1958), 248.

SIIRALA, U.: Pathogenesis and treatment of adhesive otitis. Acta otolaryng. (Stockh.) Suppl. **188** (1963), 9.

SIIRALA, U.: Zur Diagnose und Prognose der adhäsiven Otitis media. Vortrag zum Symposium ,,Pathogenese, klinisches Bild und therapeutische Probleme der chron. Otitis media exsudativa/adhaesiva. Schloß Reinhardsbrunn 28.9.–10.10.1967.

SKURCZYNSKI, W., und H.-G.DEMUS: Facialisfunktion nach intratemporalen Dekompressionen. HNO **19** (1971), 9.

STEMMANN, E. A.: Notfalltherapie der Laryngotracheitis im Kindesalter. HNO **18** (1970), 150.

STEPPER, M., M.WAYER, G.KEDVESSY und J.SZABON: Die Rolle der Tonizität und Viskosität von Lösungen in der Aktivität des Flimmerepithels der Nasenschleimhaut. Arzneimittel-Forsch. **15** (1965), 1347.

STIEVE, F.E.: Praxis der Aerosoltherapie. Therapiewoche **6** (1956), 393.

STUPP, H.: Persönliche Mitteilung 1969.

STÜTTGEN, G.: Pilzerkrankungen im HNO-Bereich und deren Behandlung. Z. Laryng. Rhinol. **48** (1969), 114.

STRICKLER, G.B., und J.B.MCBEAN: The treatment of acute otitis media in children. JAMA **187** (1964), 85.

263

TANAKA, Y., und M. YASUHIKO: Some experience in use of hosta-cycline by local application. Otolaryngology (Tokio) 36 (1964), 569.

VIVELL, O.: Neues vom Schnupfen. Dtsch. med. Wschr. 80 (1955), 356.

VIVELL, O.: Stenosierende Laryngotracheitis im Kindesalter. HNO 18 (1970), 146.

WAGEMANN, W.: Die Inhalationen von Antibioticis bei Erkrankungen der oberen Luftwege. HNO 3 (1952), 172.

WASIELEWSKI, E. v., und E. SCHÜTZE: Die Therapie mit Antibiotica unter besonderer Berücksichtigung ihrer Beziehungen zur Hals-Nasen-Ohren-Heilkunde. Arch. Ohr.-, Nas.- Kehlk.-Heilk. 188 (1967), 147.

WIGAND, H. E.: Die Prognose der idiopathischen (BELLschen) Fazialisparese bei elektromyografischer Indikationsstellung zur Dekompressions-Operation. Z. Laryng. Rhinol. 46 (1967), 439.

WIRTH, E.: Bakteriologische Befunde bei Nebenhöhlenentzündungen. Z. Laryng. Rhinol. 16 (1928), 453.

WODAK, E.: Das Symptom der Nasenschleimhautschwellung und seine Behandlung. Wien. Med. Wschr. 114 (1964), 82.

WÜTHRICH, B.: Halb-Depotextrakte in der spezifischen Desensibilisierung allergischer Erkrankungen der Respirationsorgane. HNO 18 (1970), 67.

WULLSTEIN, H. L.: Die Methode der Dekompression des Nervus facialis vom Austritt aus dem Labyrinth bis zu dem aus dem Foramen stylomastoideum ohne Beeinträchtigung des Mittelohres. Arch. Ohr.-, Nas.- Kehlk.-Heilk. 172 (1958), 582.

WRIGHT, B.: Amer. J. Path. 11 (1935), 497. zit. bei BREUNINGER 1965.

ZIPPEL, R., M. CONRAD und P. MEYER: Über die Gängigkeit des Kieferhöhlenostiums für herkömmliche und Vibrations-Ultraschallaerosole bei chronischer Sinusitis maxillaris. Z. Laryng. Rhinol. 47 (1968), 610.

ZÖLLNER, F.: Behandlung der chronischen Mittelohrentzündung und ihrer Folgen. In: Hals-, Nasen-, Ohrenheilk. kurzgef. Handb. Bd. III,2 BERENDES–LINK–ZÖLLNER Stuttgart 1966.

ZÜLCH, K. J.: Gedanken eines Neurologen zur konservativen und chirurgischen Behandlung der Facialislähmungen, insbesondere der sog. „rheumatischen" Pathogenese. Z. Laryng. Rhinol. 40 (1961), 305.

7. Sachverzeichnis Diagnose

Sachverzeichnis Therapie

269